Cómo hacer en casa vinos, licores y elixires curativos

A pesar de haber puesto el máximo cuidado en la redacción de esta obra, el autor o el editor no pueden en modo alguno responsabilizarse por las informaciones (fórmulas, recetas, técnicas, etc.) vertidas en el texto. Se aconseja, en el caso de problemas específicos —a menudo únicos— de cada lector en particular, que se consulte con una persona cualificada para obtener las informaciones más completas, más exactas y lo más actualizadas posible. EDITORIAL DE VECCHI, S. A. U.

ISBN: 978-1-64699-774-9

Tina Cecchini

CÓMO HACER EN CASA VINOS, LICORES Y ELIXIRES CURATIVOS

De Vecchi
DVE Ediciones

Índice

Introducción

Preparar licores, vinos, tinturas y elixires que ayuden a mantener un buen estado de salud está al alcance de cualquier persona. Sin embargo, antes de hacerlo, debemos pedir consejo a nuestro médico, pues aunque se trata de preparados estrictamente naturales, no se descarta la posibilidad de que se den ciertas intolerancias hacia algún tipo de plantas o que, simplemente, esas mismas estén contraindicadas respecto a otro trastorno que también nos afecte.

Por lo general, los digestivos son beneficiosos para todo el mundo, aunque no debemos arriesgarnos a comprometer nuestra cura por el mero hecho de no haber solicitado el parecer del especialista o del médico.

En este libro se proporcionan las características, nombre botánico y referencias acerca del lugar donde se encuentran las distintas hierbas o plantas. Aun así, es preferible no recolectarlas en prados o campiñas, excepto cuando se trata de hierbas de imposible confusión, como la albahaca, el laurel, el romero o el poleo, que pueden cultivarse incluso en macetas o en el propio jardín.

La recolección de las especies es una operación fascinante que exige mucha práctica y, dado que hay plantas muy parecidas entre sí (como es el caso de las umbelíferas), no es aconsejable correr riesgos al recolectar una especie en lugar de otra. Además, sería una verdadera lástima saquear inútilmente el patrimonio de nuestros bosques y praderas, cuando los herbolarios pueden proporcionarnos las hierbas y plantas desecadas necesarias, así como raíces y semillas seleccionadas, libres de toda impureza.

La preparación de estos medicamentos, llamémosles *caseros*, resulta divertida y relajante. Alinear en fila en nuestro armario las bonitas botellas que contienen vinos y licores preparados por nosotros mismos resulta sumamente agradable. Pero antes de ponernos manos a la obra, es preciso leer las normas que se facilitan a continuación y que volverán todas las operaciones más fáciles y menos costosas.

Normas para la preparación de jarabes, elixires, tinturas y vinos medicinales

Comprar hierbas y plantas en un herbolario

Para preparar jarabes, elixires, tinturas y vinos medicinales, hay que medir los ingredientes y preparar los utensilios: ollas, botellas, tapones, coladores, etc.

Si hay que usar hojas y flores frescas (por ejemplo: pétalos de violetas y de rosas, hojas de poleo y de albahaca), deberemos lavarlas bien en un recipiente lleno de agua limpia dónde las dejaremos en remojo durante unas horas, las retiraremos sin agitar el agua, y las verteremos en un escurridor. Las lavaremos una vez más bajo el agua del grifo, las escurriremos y las extenderemos sobre un paño limpio. Por último, las dejaremos secar al aire libre, dándoles la vuelta de vez en cuando.

El vino, el aguardiente o el alcohol empleado deben ser de primera calidad. En el caso de los jarabes, emplearemos siempre azúcar blanco y cristalino en terrones.

Si para la preparación de un licor o de un vino necesitamos una garrafa, (normalmente, para exponerlo al sol), esta deberá carecer de funda de paja. En caso contrario, utilizaremos una botella de cristal que se cierre herméticamente.

Nunca llenaremos hasta el borde un recipiente que se deba exponer al sol, ya que la fermentación podría hacer saltar el tapón y verter el contenido.

Para filtrar una preparación se necesitan varias horas, por lo que no hay que tener prisa. Gota a gota, el vino o el licor irán cayendo en un recipiente inferior; sin embargo, si no resultaran límpidos y transparentes, se volverán a filtrar hasta dos y tres veces. Si el proceso de filtrado debiera alargarse, es preferible tapar el embudo con una pequeña tapa o una lámina de cristal para evitar que el alcohol se evapore.

En alguna ocasión, para el filtrado, deberemos emplear un paño de algodón o de lino, limpio y seco para no transmitir al líquido ningún rastro de olor o de jabón.

Para la preparación de vinos reconstituyentes, optaremos por vinos de marca, a ser posible con algún año de crianza. Si podemos obtener vinos preparados sólo con uva, mejor.

Las tinturas que se toman en gotas deben conservarse en botellitas con tapón cuentagotas. A falta de este utensilio, emplearemos una perilla de goma y plástico.

Para dar un bonito color verde a los licores (por ejemplo, a los que se obtienen a partir del poleo o de la melisa), podemos añadirles agua de espinacas bien filtrada (una o dos cucharaditas sin sal), obtenida al hervirlas.

Pondremos una etiqueta en cada botella con el nombre, el uso al que está destinado y la dosis establecida. Por ejemplo: «digestivo, una cucharada después de las comidas»; «reconstituyente, una cucharada antes de las comidas»; etc.

Los licores y vinos medicinales, así como las tinturas y los elixires, mejoran en sabor, finura y eficacia si esperamos unos meses antes de consumirlos. Si se toman recién preparados, suelen tener un sabor un tanto agrio.

Con el paso de los meses, es posible que los licores que contienen cierta cantidad de jarabe de azúcar, se vuelvan duros y cristalinos. Para recuperar la normalidad perdida, añadiremos una o dos cucharadas de agua muy caliente, agitando y vertiendo luego un poco de alcohol de fruta.

Conservaremos las botellas en lugares frescos y alejados de fuentes de calor y no dejaremos nunca los vinos, las tinturas, los licores y los elixires al alcance de los niños.

Recetario

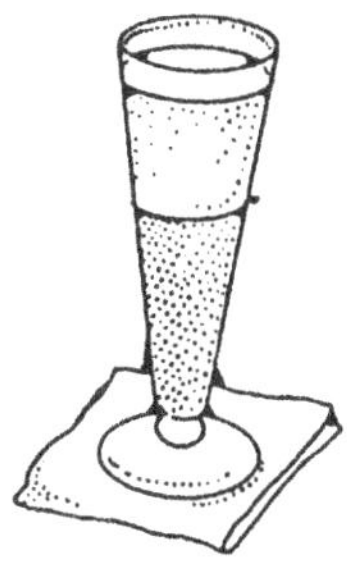

Acacia gomífera

(Acacia arabica)

Hermosa planta perteneciente a la familia de las leguminosas mimosáceas. Originaria del África suroccidental, también se encuentra en España. Se caracteriza por poseer unas ramas muy fuertes, hojas bipinadas y racimos de flores blancas o ligeramente rosadas, de un perfume muy intenso.

Las flores de la acacia tienen propiedades refrescantes y estomacales. Con ellas se prepara un óptimo licor contra los trastornos de la digestión y las inflamaciones estomacales e intestinales.

Trastornos e inflamaciones gastrointestinales

Licor

Ingredientes: 100 g de pétalos de flores de acacia, 400 g de azúcar, 900 ml de alcohol de 90°, miel de acacia.

Verter los pétalos en un recipiente lleno de agua y dejarlos reposar durante unas horas. Lavarlos bajo el chorro del grifo y, una vez escurridos, colocarlos sobre un paño y dejarlos secar al aire libre. Darles la vuelta con las manos de vez en cuando. En un recipiente de cristal de unos dos litros de capacidad, ir colocando alternativamente una capa de flores y un poco de azúcar hasta consumir ambos ingredientes. Tapar el recipiente y guardarlo en un ambiente muy fresco (a ser posible, en el sótano), donde lo dejaremos durante un día y medio. Transcurrido este tiempo, añadir el alcohol y unas cucharadas de miel de acacia, para conferir un mayor perfume al licor. Colocar de nuevo el recipiente en un lugar fresco y agitarlo una o dos veces al día, hasta que el azúcar se disuelva por completo.

Una vez disuelto el azúcar, pasar el licor por un colador en el que habremos dispuesto una servilleta, que estrujaremos al final del filtrado para aprovechar el jugo de los pétalos de la flor. Dejar reposar el resultado en una botella tapada durante un par de días. Después, filtraremos y depositaremos el licor en otra botella.

Un vasito, vertido en una taza de agua tibia y sorbido poco a poco, alivia las inflamaciones del intestino y del estómago.

Agavanzo

(Rosa canina)

Perteneciente a la familia de las rosáceas, es una planta silvestre que crece con facilidad en terrenos áridos frescos y en bosques y senderos. Provisto de espinas, el agavanzo se cubre de flores delicadas, blancas o rosadas, en ocasiones incluso con rastros de amarillo, en abril o mayo.

Como todas las demás especies y variedades de rosas, tiene propiedades refrescantes. Se emplean sobre todo los pétalos desecados.

Inflamación de la garganta y el intestino

Jarabe

Ingredientes: 750 ml de agua, 1 kg de azúcar, 50 g de pétalos desecados de agavanzo.

En primer lugar, preparar un jarabe hirviendo a fuego lento, sin dejar de remover, 3/4 de l de agua con un kilo de azúcar. Dejar enfriar por completo. Poner en infusión, hasta que se enfríen, los pétalos de agavanzo en cincuenta mililitros de agua hirviendo. Una vez se enfríe el agua, colar, desmenuzar los pétalos y verter luego la infusión en el jarabe de azúcar. Agitar bien y guardar el jarabe en una botella. Utilizar, a razón de una cucharada en un vaso de agua tibia, para hacer gargarismos cuando tengamos la garganta irritada por tabaquismo u otras causas.

Beber, en las dosis indicadas, para combatir las inflamaciones intestinales.

Licor

Ingredientes: pétalos de rosas rojas, azúcar, alcohol de 90°.

Se necesita un frasco grande de vidrio provisto de un tapón de cierre hermético.

Adquirir una gran cantidad de pétalos de rosa, a ser posible rojos. Lavarlos poniéndolos en remojo y luego bajo el grifo. Dejar escurrir, exponerlos al aire libre para que se sequen y verterlos en el frasco por capas combinadas con el azúcar, hasta cubrir prácticamente los pétalos. Doblar los pétalos de manera que quede espacio para agregar otra capa con su azúcar correspondiente y, mientras tanto, exponer el frasco al sol. Retirarlo por la noche y agitarlo. Añadir más pétalos y más azúcar hasta que el frasco esté lleno en sus tres cuartas partes. La exposición al sol se prolonga hasta que se haya disuelto el azúcar y se haya formado un jarabe junto con el jugo de los pétalos de rosa.

En este momento, abrir el recipiente y verter el alcohol de 90° hasta llenar el envase por completo. Agitarlo bien y exponerlo de nuevo al sol dos días más, asegurándonos de que la insolación no sea demasiado intensa, pues la fermentación podría hacer estallar el recipiente.

Poner un embudo encima de una botella; debajo del embudo, una hoja de papel filtrante y, encima de él, un pedazo de algodón hidrófilo. Verter el líquido, que habremos pasado previamente por el colador, y dejar que vaya filtrándose poco a poco.

Los pétalos de rosa, recogidos en una servilleta muy limpia, deben estrujarse al máximo.

El licor de rosas se puede beber a temperatura ambiente en caso de inflamación de la garganta, del estómago o el intestino, aunque también se puede diluir en una taza de agua tibia (una cucharadita de licor) para realizar gargarismos. Otra forma de tomarlo es diluir un vasito de este licor en agua caliente. Esta fórmula es ideal para los dolores de estómago provocados por inflamaciones.

Agave

(Agave americana)

Esta planta, perteneciente a la familia de las amarilidáceas, es originaria de la India y de Centroamérica. Hoy en día existen cerca de trescientas especies de agave que se cultivan con éxito en toda Europa, incluida España —donde se conoce con los nombres de *pita* o *magüen*—, ya que se adapta muy bien a las zonas de clima templado.

Se trata de una planta carnosa de aspecto agradable que, en algunas ocasiones, puede alcanzar una altura superior a un metro. Se caracteriza por tener el borde de las hojas espinodentado.

Si el clima le es favorable, el agave florece cada año entre los meses de junio y julio; en caso de que las temperaturas fuesen bajas, la floración se produce al cabo de unos años de vida y, a veces, puede coincidir incluso con la muerte de la planta.

Sus flores son muy hermosas; se agrupan en panochas o espigas, y acostumbran a ser más altas que las propias hojas.

La parte que se utiliza de esta planta es un jugo que se extrae del rizoma y de las hojas. De estas últimas, además, se pueden obtener algunas fibras textiles de gran resistencia y tersura.

Las propiedades curativas del agave son múltiples, si bien no deben administrarse preparados a base de esta planta a mujeres embarazadas o en periodo de lactancia. Con las hojas del agave se obtiene un óptimo depurativo de la sangre y un buen diurético que deben tomarse siempre en pequeñas dosis.

Intoxicaciones y retención hídrica

Tintura

Ingredientes: 10 g de hojas frescas, 50 ml de alcohol de fruta de 60°.

Dejar las hojas en infusión durante unos días en alcohol de fruta. Filtrar y suministrar en cucharaditas, en dosis nunca superiores a 15 g diarios.

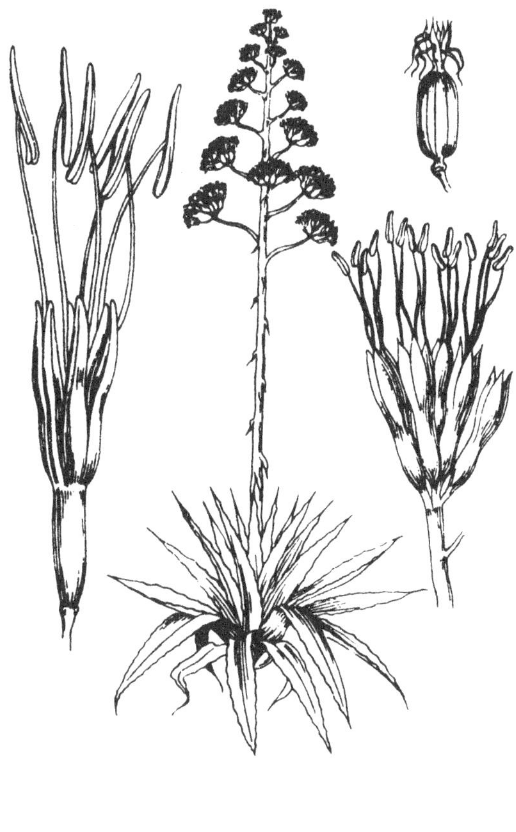

Ajenjo

(Artemisia absinthium)

Planta herbácea perenne perteneciente a la familia de las compuestas, cuyos tallos, con muchas ramas, pueden alcanzar alturas de hasta setenta centímetros. Sus hojas son prácticamente blancas, blandas, sedosas y caireladas; sus flores se agrupan en racimos de color amarillo. Crece espontáneamente en todas partes, aunque también suele cultivarse con fines farmacéuticos y para preparar dulces. Florece entre los meses de julio y septiembre, y el perfume de sus flores es muy delicado.

El ajenjo es una de las plantas más utilizadas para preparar elixires y tinturas para curar la inapetencia y los trastornos de la digestión.

Inapetencia

Tintura

Ingredientes: 40 g de flores y hojas de ajenjo desecadas, 40 ml de aguardiente, 1 litro de vino blanco seco de calidad.

Verter en una botella el aguardiente y agregar las hojas y las flores, dejándolas macerar durante cinco días. Añadir entonces el vino y dejar reposar otros cinco días; filtrar el líquido y conservarlo en una botella. Tomar una cucharadita antes de las principales comidas.

Elixir

Ingredientes: 30 g de sumidades floridas de ajenjo, 20 g de raíz de genciana, 20 g de cortezas desecadas de naranja amarga (sólo la parte amarilla), 20 g de cascarilla, 3 g de áloe, 15 g de ruibarbo y 700 ml de alcohol de 45°.

Sumergir en el alcohol todas las hierbas aromáticas en una botella cerrada herméticamente, y dejarlas reposar durante unos dieciséis días. Filtrar y conservar el elixir en la botella. Consumirlo antes de las comidas, a razón de una cucharada, como estimulante del apetito.

Vino medicinal

Ingredientes: 1/4 de litro de vino de Málaga, 5 g de extracto de ajenjo, 5 g de extracto de cascarilla, 5 g de extracto de genciana, 5 g de extracto de mirra, 6 g de flores de manzanilla, 10 g de corteza de naranja amarga desecada y 15 g de carbonato de potasio.

Verter todos los ingredientes, incluido el vino, en un recipiente cerrado herméticamente y dejarlos reposar durante cuatro días. Filtrar y guardar el líquido en una botella. Tomar una cucharadita de vino en un vaso de agua, diez minutos antes de sentarnos a la mesa.

Un vasito de tintura de ajenjo, o bien unas gotas de elixir de ajenjo en un terrón de azúcar, ayudan a superar las digestiones difíciles, así como una cucharadita de vino de ajenjo diluido en una taza de agua caliente ligeramente azucarada o endulzada con miel.

Alcachofa

(Cynara scolymus)

Planta de la familia de las compuestas, muy popular y difundida por todo el país. Además de como alimento, la alcachofa es muy apreciada por sus extraordinarias virtudes terapéuticas. Con las hojas y las raíces se preparan decocciones que regulan el metabolismo y las funciones del hígado. También es un óptimo diurético.

Retención hídrica

Vino medicinal

Ingredientes: 1 litro de vino blanco seco, 20 g de hojas frescas de alcachofa.

Poner a macerar las hojas de alcachofa en el vino durante cinco días, transcurridos los cuales filtraremos el líquido y lo conservaremos en una botella. Tomar dos cucharaditas al día.

Alcaravea

(Carum carvi)

Plantita herbácea bianual perteneciente a la familia de las umbelíferas, caracterizada por un intenso aroma que procede de sus tallos, hojas, flores y semillas.

Nunca supera los sesenta centímetros de altura, si bien su talla media es de treinta. Esta planta se encuentra con gran facilidad en las áreas más frondosas y frescas de las montañas alpinas y pirenaicas aunque, dada su semejanza con muchas otras plantas umbelíferas, se desaconseja su recolección: es preferible adquirir las semillas en un herbolario.

Sus hojas son largas y recortadas; sus flores, en umbela, son blancas y se componen de cinco pétalos; sus semillas despiden un aroma muy intenso. La alcaravea se utiliza en la industria perfumera, así como en la pastelería y en la licorería; de hecho, con esta especie se prepara un licor muy conocido el Kümmel.

La alcaravea posee unas notables cualidades terapéuticas: se trata de un estimulante de las funciones digestivas y refrescante del intestino.

Digestión difícil e inflamación intestinal

Licor

Ingredientes: 2 cucharaditas de semillas de alcaravea, 1/2 litro de alcohol de 90°, 250 g de azúcar y 300 ml de agua.

Verter en un frasco las semillas con el alcohol y remover durante un buen rato. Dejar macerar durante unos doce días, sin dejar de agitar el frasco una o dos veces al día.

Concluido el tiempo establecido, preparar un jarabe de la siguiente forma: hervir agua y azúcar mezclando continuamente y, en caso necesario, espumando. Una vez disuelto el azúcar, dejar enfriar el jarabe resultante y verterlo en el frasco que contiene el alcohol y la alcaravea. Agitar con fuerza el recipiente y dejar reposar el contenido durante un día entero.

Filtrar el licor y verterlo en una botella vacía de Kümmel, en cuyo fondo previamente habremos esparcido un capa de azúcar.

Si el licor preparado no cabe en la botella, dejaremos el líquido sobrante en un recipiente bien cerrado. A medida que se vaya consumiendo el licor de la primera botella, añadir una parte proporcional del líquido sobrante, agitar nuevamente y dejar reposar antes de consumir el licor resultante.

Tomar un vasito después de las comidas.

Áloe

(Aloe succotrina)

El uso del áloe en la medicina casera es muy antiguo. La planta es originaria del sur de África y, en España, se cultiva con éxito en las costas meridionales. Su aspecto recuerda un poco el del agave, sin embargo, la planta del áloe pertenece a la familia de las liliáceas. Sus hojas, blancas por la base y de un color verde intenso en la sumidad, están provistas de bordes dentados y se agrupan en rosetas muy apretadas. Las flores, agrupadas en umbelas, son amarillas, rojas o verdosas, mientras que los frutos se alojan en unas cápsulas de forma triangular.

Con el áloe se preparan laxantes y tónicos para el hígado, el estómago y el intestino. Del áloe se aprovechan sus hojas frescas y el jugo que se hace gotear mediante unas incisiones en el tallo. A continuación, este jugo se deja secar y se pulverizan los posos en el mortero.

Esta planta no se utiliza nunca sola, sino que se combina con otras hierbas medicinales.

Atonía hepática e intestinal

Elixir tónico

Ingredientes: 10 g de hojas de áloe, 10 g de mirra, 5 g de azafrán, 15 g de ruibarbo, 10 ml de ácido clorhídrico, 200 ml de vino dulce (a ser posible, jerez).

Desmenuzar las hojas de áloe, agregar la mirra, el azafrán, el ruibarbo y el ácido clorhídrico, vertiendo el resultado en una botella. Añadir el vino, agitar durante un buen rato y dejar macerar durante unos diez días. Filtrar el líquido y conservarlo en una botella. La dosis es de 50 gotas antes de las principales comidas.

Para los problemas intestinales, se debe tomar una cucharadita diluida en un vasito de agua azucarada, por la mañana en ayunas.

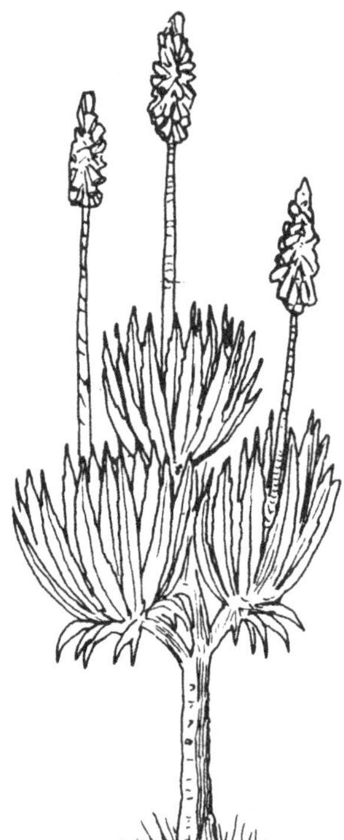

Altea

(Althaea officinalis)

Perteneciente a la familia de las malváceas, la altea es una hermosa planta que se caracteriza por poseer un tallo recto que puede alcanzar alturas de entre uno y dos metros. Tiene unas hojas ovaladas y poco dentadas, aunque poseen una pelusa que las hace parecer plateadas y les confiere un aspecto muy agradable. Sus flores campanuladas están compuestas por cinco pétalos que pueden ser rosados, rojizos o violáceos, si bien en ocasiones son blancos con vetas rojas o rosadas. Florece entre mayo y finales de septiembre. Los frutos, que maduran entre octubre y noviembre, están compuestos por numerosas y minúsculas bayas. La variedad altea rosa (o malvarrosa) se cultiva con fines ornamentales y posee unas grandes flores blancas, rosas o amarillas.

La altea es una planta medicinal muy popular: tiene propiedades laxantes, calmantes, diuréticas y expectorantes. El uso de esta planta, que está muy extendido, es conocido desde los tiempos de Plinio, quien la empleaba contra el estreñimiento.

Insomnio y tos seca y nerviosa

Jarabe

Ingredientes: 125 g de raíces (de venta en herbolarios), 1 litro de agua, 1.500 g de azúcar, 30 ml de agua de azahar.

Dejar en remojo las raíces desmenuzadas en un litro de agua fría durante veinticuatro horas. Pasar el líquido a través del colador, estrujando bien el jugo de las raíces y depositarlo, junto con el agua, en una olla de barro o de vidrio. Agregar el azúcar, remover bien y hervir lentamente, sin dejar de mezclar, hasta que el azúcar se haya disuelto por completo. Añadir el agua de azahar y verter el líquido en una botella, que dejaremos sin tapar durante veinticuatro horas. Transcurrido este tiempo, tapar con un tapón de corcho.

El jarabe debe ser tomado a vasitos por la noche, antes de acostarse.

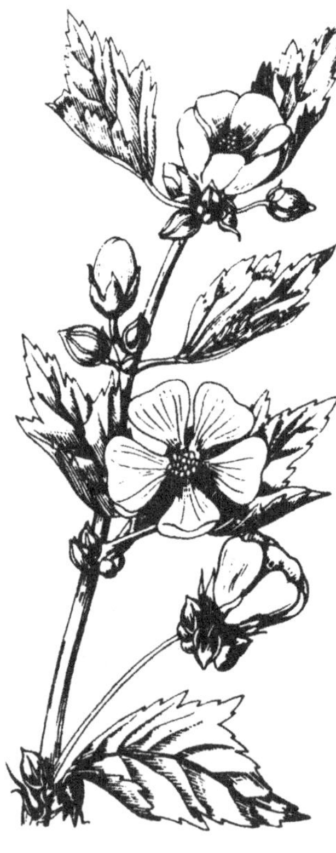

Ameo bastardo

(Ammi majus)

El ameo bastardo es una planta aromática herbácea, perteneciente a la familia de las umbelíferas, que crece espontáneamente en todas las regiones áridas.

Forma matas que pueden alcanzar una altura que oscila entre el metro y el metro y medio. Se caracteriza por tener hojas recortadas y ligeras y sus flores se agrupan en umbelas, de un color blanco-amarillento apenas visible. La floración se produce en verano y los frutos, que maduran en otoño, están constituidos por pequeñas cápsulas pardas que alojan numerosas semillas. Hojas, semillas y raíces poseen notables propiedades terapéuticas. Con las semillas se prepara un vino medicinal contra la anemia.

Anemia

Vino medicinal

Ingredientes: 150 g de semillas de ameo bastardo, 1 litro de vino de Jerez dulce.

Adquirir en el herbolario las semillas de ameo bastardo y ponerlas a macerar en el vino de Jerez dulce. Dejar en infusión durante cinco días, filtrar el vino y conservar en una botella. Como remedio contra la anemia, tomar un vasito antes de las principales comidas.

Angélica

(Angelica archangelica)

La angélica es una planta herbácea, perteneciente a la familia de las umbelíferas, que crece en lugares frescos y umbrosos. Tiene las mismas cualidades terapéuticas que la *archangélica*, destacando que su raíz es estomáquica. Los tallos de las flores pueden cristalizar.

Digestión difícil

Licor

Ingredientes: 70 g de raíces de angélica desecadas, 3 almendras amargas, 1/2 litro de alcohol de 90°, 250 g de azúcar.

Adquirir las raíces de angélica en el herbolario y mezclarlas, tras haberlas desmenuzado, con las almendras amargas, bien trituradas, y el alcohol. Verter la mezcla en un frasco, agitar durante un buen rato y guardarlo en un lugar fresco y oscuro. Remover el frasco cuatro veces al día.

Transcurridos veinte días, preparar un jarabe del siguiente modo: hervir medio litro de agua con el azúcar; una vez enfriado, verterlo en el frasco junto con el resto. Agitar, dejar reposar durante un día entero, colar el líquido y filtrarlo.

Al cabo de un mes, podemos empezar a consumirlo, bebiendo un vasito cada vez que sintamos el estómago pesado.

Angélica silvestre

(Archangelica sylvestris)

Esta planta herbácea pertenece a la familia de las umbelíferas y se caracteriza por tener un tallo recto y ramoso, cuya altura puede alcanzar hasta los dos metros. Sus flores, muy gráciles, se agrupan en umbelas y pueden ser blancas o levemente rosadas.

La angélica se puede hallar fácilmente de manera espontánea, si bien prefiere los terrenos húmedos y los parajes con sombra. La floración se produce en verano.

Se aconseja no recolectar jamás la angélica silvestre en los campos, pues sus hojas son muy similares a las de la cicuta. Por lo tanto, es mejor adquirir tanto las hojas como las flores desecadas y el extracto de angélica silvestre en el herbolario.

En la medicina casera, la angélica silvestre se emplea para combatir el resfriado y para facilitar la digestión.

Resfriado

Ponche

Ingredientes: 40 g de extracto de angélica, 2 litros de brandy de calidad, 100 g de azúcar y 100 ml de agua.

Verter el azúcar en el agua tibia y mezclar con una cuchara de madera. Poner el jarabe resultante al fuego y dejar que se vaya calentando lentamente, sin dejar de remover, hasta que rompa a hervir. Cuando el azúcar se haya disuelto, retirar del fuego y dejarlo enfriar. Añadir el alcohol y el extracto de angélica y filtrar. Conservar el licor en una botella y verter una o más cucharadas en una taza de agua hirviendo y así obtener un delicioso ponche para los días de invierno. Se le puede añadir un trocito de cáscara de naranja o de limón.

Trastornos digestivos

Elixir digestivo

Ingredientes: 20 g de una mezcla de semillas y hojas desecadas de angélica, 20 g de almendras amargas peladas y majadas en el mortero, 500 g de azúcar pasado por el cedazo, 2 l de alcohol de 60° y 30 ml de agua.

Verter los ingredientes en el alcohol y agregar el agua. Dejar en infusión durante unos diez días. Filtrar el líquido, estrujando bien las hierbas, y guardarlo en una botella con cierre hermético. Beber un vasito después de las principales comidas cuando se presenten dificultades en la digestión.

Vino digestivo

Ingredientes: 40 g de semillas de angélica, 8 g de canela en polvo, 5 g de nuez moscada en polvo, 1 litro y medio de vino de Jerez dulce.

Macerar los aromas en el vino durante unos diez días. Transcurrido este tiempo, filtrar el líquido y guardarlo en una botella. Como digestivo, se puede beber un vasito después de las comidas.

Anís

(Pimpinella anisum)

El anís pertenece a la familia de las umbelíferas. Es una planta herbácea anual dotada de un tallo cilíndrico perfectamente recto, hojas redondeadas (las inferiores), trifoliadas y caireladas; los peciolos se acortan hacia la sumidad de la planta. Las flores se agrupan en el tallo formando una docena de minúsculas umbelas. Se asemejan a las flores del hinojo, si bien su aroma es más suave y delicado. Los frutos, ovalados y de un color gris verdoso, están cubiertos por un vello sutil que les confiere un aspecto aterciopelado. Su sabor es dulce y aromático.

El anís fue importado en su momento de Oriente, aunque actualmente se cultiva con éxito en nuestros jardines, especialmente en las zonas de clima templado. A menudo, las semillas, transportadas por el viento, permiten el crecimiento de una nueva planta, que crece espontáneamente incluso en senderos o junto a muros. La floración se produce aproximadamente entre julio y agosto.

Excitación nerviosa, insomnio y calambres estomacales

Tintura

Ingredientes: 13 g de semillas de anís verde, 50 ml de alcohol de 70°.

Verter los dos ingredientes y dejar las semillas en infusión durante unos diez días en una botella. Filtrar, estrujando bien el papel filtrante o el paño y conservar el líquido en una botella provista, a ser posible, de un cuentagotas. La dosis es de 10 gotas antes de las comidas, contra la excitación nerviosa, o antes de acostarse, en caso de insomnio. Se aconseja verter las gotas en una taza de manzanilla ligera y caliente, o en una infusión de tila. No tomar más de 50 gotas de tintura al día.

Digestión difícil

Licor n.º 1

Ingredientes: 1/2 litro de alcohol de 90°, 2 gotas de esencia de anís, 375 ml de agua y 250 g de azúcar fino.

En caso de que el azúcar fuera de grano grueso, se aconseja majarlo en el mortero o pasarlo por el molinillo de café. Si se utiliza el molinillo, procurar que sea nuevo o que esté perfectamente limpio, a fin de que el azúcar no adopte el aroma del café.

Verter el azúcar en un recipiente junto con el agua un tanto tibia. Dejarlo reposar durante unas horas, removiendo hasta obtener un líquido bastante denso. Agregar en ese momento el alcohol y la esencia de anís, y agitar bien. Introducir el líquido resultante en una botella.

Consumir un vasito después de las comidas, agitando con fuerza la botella antes de verter el licor.

Licor n.º 2

Ingredientes: 1 litro de alcohol de 90°, 50 g de semilla de anís verde, 5 g de una mezcla de cilantro, canela y clavo, la corteza de 1/2 naranja (sólo la parte amarilla), una pizca de vainilla en rama, 1 litro de agua y 1.200 g de azúcar.

Verter en un frasco de vidrio el alcohol y, a continuación, todos los ingredientes aromáticos uno por uno. Tapar el frasco herméticamente y dejar en infusión durante al menos veinte días.

Preparar el jarabe calentando el agua en la que luego se verterá el azúcar. Remover con una cucharada hasta obtener un jarabe sin sedimentos. Enfriar. Agregar el alcohol y las hierbas aromáticas. Mezclar bien. Tapar de nuevo el recipiente y dejar reposar durante unas horas; filtrar el licor a través de un tamiz compuesto por papel filtrante y un paño fino de algodón. Conservar el licor de anís en una botella bien tapada.

Este licor resulta ideal para combatir una mala digestión y, dada la adición de otros aromas, acaso resulte más eficaz.

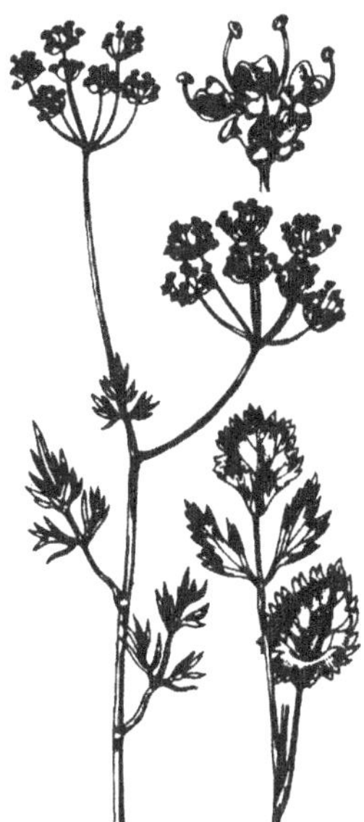

Apio

(Apium graveolens)

Es una planta herbácea perteneciente a la familia de las umbelíferas, demasiado popular como para que la describamos ahora. Además de ser una deliciosa hortaliza, el apio posee también unas notables cualidades terapéuticas. Por ejemplo, con sus raíces (de venta en herbolarios), junto con las raíces de otras plantas, se prepara un jarabe depurativo de gran eficacia.

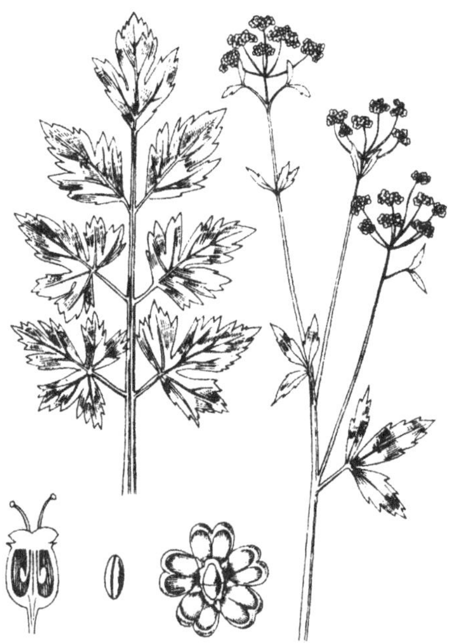

Intoxicación

Jarabe de las cinco raíces

Ingredientes: 5 g de raíz de apio, 5 g de raíz de hinojo, 5 g de raíz de espárrago, 5 g de raíz de perejil, 5 g de raíz de brusco, 3 litros de agua y 2 kg de azúcar.

Solicitaremos al herbolario que nos prepare la mezcla de raíces indicada. Desmenuzar todas las raíces y ponerlas en infusión en un litro de agua fría, dejándolas macerar durante doce horas. Filtrar el líquido, estrujando bien las raíces para obtener la máxima cantidad de jugo posible; luego, se sumergen las raíces de nuevo en dos litros de agua fría. Transcurridas veinticuatro horas, filtrar y agregar el segundo líquido al primero, añadiendo el azúcar. Verter la mezcla resultante en una cacerola y ponerla a calentar, a fuego medio, hasta que el azúcar se disuelva por completo. Remover sin cesar con una cuchara de madera. Dejar enfriar el jarabe, verterlo en una o más botellas y conservarlo en un lugar fresco. Tomar este jarabe a razón de 60 ml al día, en ayunas y sorbiéndolo lentamente.

Arándano

(Vaccinium myrtillus)

El arándano es una planta perteneciente a la familia de las ericáceas, que crece especialmente en bosques y lugares con sombra de las zonas montañosas, por encima de 600 o 700 metros de altura. Aunque no supera nunca los cincuenta centímetros, el arándano posee unas bonitas hojas de color verde claro, dentadas y muy densamente nervadas. Las florecillas, numerosas y pequeñas, se abren en primavera y tienen corolas blancas o rosadas. Los frutos, formados por bayas de color violeta o azulado, maduran en otoño. Son los frutos los que poseen notables cualidades terapéuticas: se emplean en las dietas a base de frutas, y como astringentes y tónicos.

Inflamación de la boca y de la garganta

Tintura

Ingredientes: 100 g de bayas de arándanos y 1 litro de alcohol de 80°.

Dejar en remojo las bayas de arándano durante una hora. Transcurrido este tiempo, lavarlas bajo el agua del grifo. Escurrirlas con esmero y dejarlas secar al aire libre; ponerlas luego a macerar en un recipiente con alcohol durante dos semanas.

Al cabo de las dos semanas, filtrar el alcohol y recoger la tintura en una botella provista de un tapón cuentagotas. La dosis recomendada para hacer enjuagues y gargarismos es de 20 gotas en un poco de agua tibia, dos o tres veces al día.

Debilidad y agotamiento por fatiga

Vino medicinal

Ingredientes: arándanos, azúcar.

Verter los arándanos frescos en un frasco de vidrio de cierre hermético hasta cubrir tres cuartas partes de su capacidad. Agregar el azúcar hasta llenarlo del todo.

Exponer cada día el frasco al sol durante dos o tres semanas, de manera que los frutos fermenten y segreguen un líquido muy alcohólico. Se debe agitar el frasco cada día y, si el sol no es muy intenso, incluso puede dejarse cuatro o cinco semanas.

Transcurrido el tiempo necesario, filtrar el vino, estrujar los frutos hasta obtener todo el jugo y recoger el vino en una botella.

Este exquisito vino es un tónico muy eficaz para personas que se sientan cansadas y agotadas. Tomando un vasito antes de las principales comidas se notará una mejora considerable.

Licor

Ingredientes: 4 kg de bayas de arándano, 750 g de azúcar, corteza de canela, 750 ml de agua y 500 ml de alcohol.

Comprar las bayas de arándano en el herbolario y, tras mondarlas, depositarlas durante cuatro días en un lugar fresco y protegido del polvo y de los insectos. Lavar a continuación los frutos, dejar que se sequen separados; ponerlos en un cedazo y exprimirlos de modo que el jugo caiga en una cacerola. Agregar el azúcar, el agua y un pedacito de canela en rama. Dejar hervir esta mezcla a fuego lento durante una media hora, removiendo de vez en cuando para evitar que se pegue en el fondo del recipiente. Esperar a que se enfríe por completo, pasar el líquido por el filtro, agregar el alcohol y conservarlo en una botella.

Si se quiere obtener todo el valor energético de este licor, se consumirá una cucharadita al concluir las principales comidas.

Diarrea

Beber una cucharadita de vino al terminar cada comida hasta que el trastorno remita.

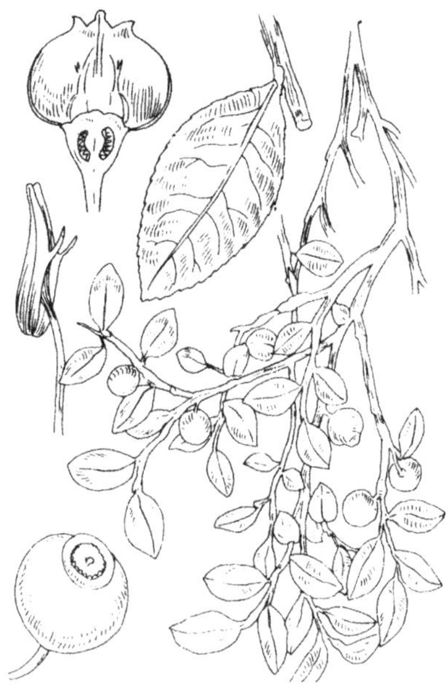

Artemisa

(Artemisia vulgaris)

Planta herbácea de la familia de las compuestas. Es muy popular y recibe muchos otros nombres, en función de las latitudes. Su tallo, de color pardo, es recto y sostiene numerosas ramas rematadas con flores compuestas por unas minúsculas espigas amarillas. Sus hojas son de un color verde muy delicado, La planta desprende un ligero aroma bastante similar al del ajenjo.

Crece en el norte y centro de España, en parajes áridos y soleados, a lo largo de senderos y muros, entre los escombros, en los prados y los campos en general. La artemisa florece en verano y posee notables cualidades terapéuticas. Entre ellas, la de calmar los dolores provocados por las menstruaciones problemáticas.

Menstruaciones dolorosas

Elixir

Ingredientes: 15 g de hojas y flores desecadas de artemisa, 5 g de hojas desecadas de hierba luisa, 500 g de azúcar, 500 ml de alcohol de 90° y 500 ml de agua.

Verter el alcohol en una botella grande con tapón de cierre hermético. Verter las flores y las hojas desecadas desmenuzadas y dejarlas en infusión durante ocho días. Agitar con fuerza la botella una vez al día.

Preparar el jarabe hirviendo el agua con el azúcar; añadir el licor únicamente cuando se haya enfriado por completo. Dejar reposar durante cuarenta y ocho horas, filtrar y guardar en una botella. Antes de consumir el licor, dejar transcurrir un mes como mínimo para que pueda decantarse perfectamente. Se toma un vasito de elixir de artemisa cuando los dolores menstruales resulten especialmente intensos.

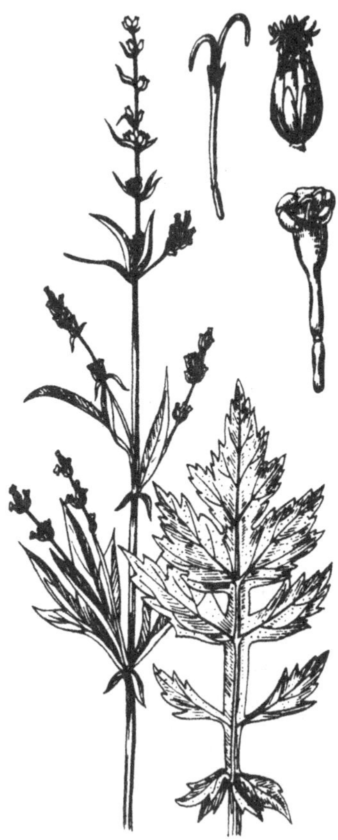

Asperilla

(Asperula odorata)

La asperilla es una planta elegante y grácil que se halla en las zonas montañosas, sobre todo en los parajes frescos y umbrosos.

Sus hojas son largas y finas; las flores, blancas y acampanuladas, se agrupan en corimbos y se abren hacia mayo o junio. Toda la planta, de las hojas a las flores, posee propiedades estomáquicas si se deseca adecuadamente. Se vende en herbolarios.

Digestión difícil e inapetencia

Vino tónico y digestivo

Ingredientes: Asperilla desecada, 40 g de azúcar, 1 naranja y 2 litros de vino blanco seco.

Adquirir un manojo grande de asperilla desecada en el herbolario y verterlo en un frasco con el azúcar y una naranja jugosa cortada por la mitad. Agregar el vino blanco seco, que debe ser de calidad superior. Cerrar bien el frasco y dejarlo reposar durante un día. Al día siguiente, pasar el vino por el colador y la naranja y la asperilla por el cedazo. Añadir el vino a estos ingredientes y cerrar el recipiente.

Al cabo de veinticuatro horas, filtrar el líquido. Tomar un vasito antes de las principales comidas.

Bolsa de pastor

(Capsella bursa-pastoris)

Se trata de una hierba anual de la familia de las crucíferas, muy popular y que recibe múltiples nombres. El nombre clásico y oficial se deriva del hecho de que las semillas se parecen a los zurrones que llevaban al cuello los pastores de las regiones montañosas.

La bolsa de pastor es una hierba sumamente común en todas las regiones, y puede encontrarse tanto en pastos, bosques y prados como a lo largo de setos y senderos, y tanto en terrenos húmedos como áridos.

El tallo, ramoso, no supera en ningún caso los sesenta centímetros de altura y posee unas hojas radicales en forma de roseta pegadas al suelo y, en las ramas, unas hojas oblongas y lanceoladas.

Las flores se abren entre marzo y diciembre, son extremadamente pequeñas y se agrupan en racimos en la sumidad de las ramas. Los frutos contienen unas pocas semillas.

La bolsa de pastor goza desde hace siglos de una enorme popularidad, dadas sus cualidades astringentes.

Diarrea

Tintura

Ingredientes: 30 g de sumidades floridas frescas, o bien 40 g desecadas, 100 ml de alcohol de 60°.

Poner a macerar las flores en el alcohol durante ocho días. Filtrar el líquido y conservarlo en una botellita con tapón cuentagotas. En caso de diarrea, se tomarán 20 gotas en un poco de agua cada cuatro horas, hasta que remita el trastorno.

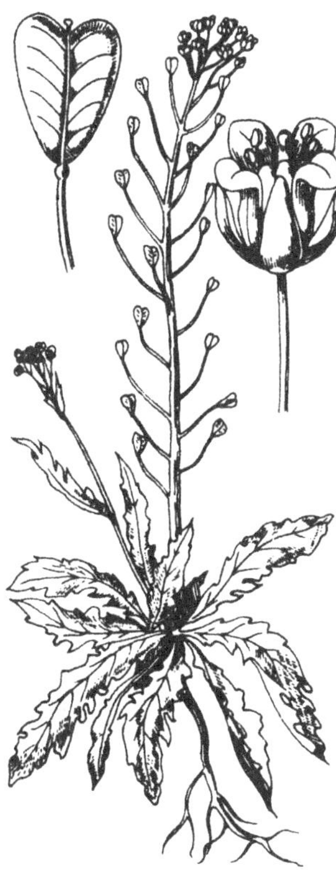

Brusco

(Ruscus aculeatus)

Planta perteneciente a la familia de las liliáceas. Se halla con facilidad en los bosques de las zonas montañosas y en los setos de las regiones marítimas. De unas dimensiones modestas, el brusco es muy vistoso por el tono intenso del verde de sus hojas, brillantes y coriáceas, ovaladas y rematadas por una púa puntiaguda. El fruto madura durante el invierno, formando una baya de un bonito color escarlata. Considerado como una planta talismán, se recolecta durante las semanas anteriores al fin del año ya que, según la tradición, su presencia en los hogares mantendrá alejados los peligros durante los meses siguientes. El brusco posee también propiedades terapéuticas que lo hacen destacar como un óptimo diurético.

Retención hídrica

Vino medicinal

Ingredientes: 80 g de raíces de brusco, 1 litro de vino blanco seco.

Adquirir en el herbolario las raíces de brusco, cortarlas a trocitos, verterlos en una botella o en un frasco y agregar el vino blanco seco.

Dejar en infusión durante ocho días, agitando el recipiente cada día, excepto el último. Durante el octavo día, el vino debe permanecer en reposo absoluto. Filtrarlo entonces con un papel adecuado y un pedacito de algodón hidrófilo. Consumir el vino de brusco, guardado en una botella, a razón de un par de vasitos al día.

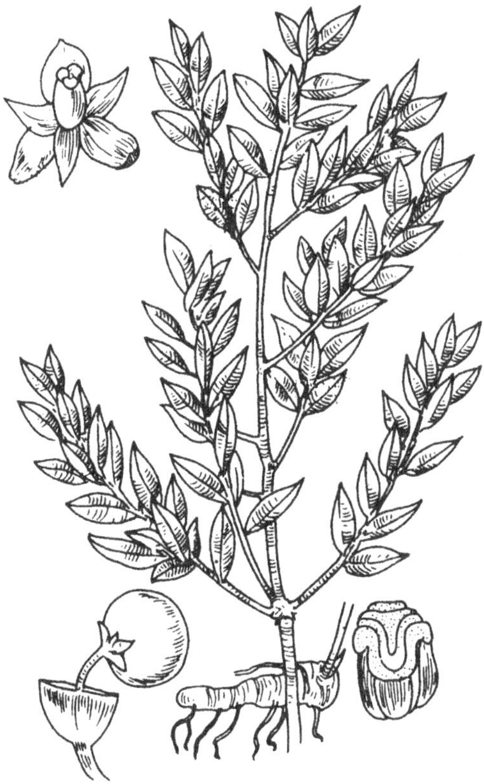

Cafeto

(Coffea arabica)

Esta planta que no se introdujo en Europa hasta el siglo XVI, al parecer de la mano de los mercaderes venecianos que, de vuelta a su patria con los cargamentos más preciados, incluyeron entre estos la deliciosa tacita de café que tan polemizada ha sido y es por los médicos e higienistas de todas las épocas.

El café es una planta arbustiva perteneciente a la familia de las rubiáceas, originaria de África. En Europa, crece en estado silvestre en los países de clima muy cálido, mientras que se cultiva en vastas plantaciones en Brasil, Colombia, Indonesia, Venezuela, Guatemala, Cuba, Congo y muchos otros países de otros continentes.

Las propiedades cardiotónicas y estimulantes del café son por todos conocidas y, si no se abusa de él, una tacita de café puede ayudar a combatir el cansancio. Por contra, quien padezca de insomnio o sea fácilmente excitable, es preferible que se abstenga de beber café o tenga la precaución de no tomarlo antes del sueño nocturno.

Digestión difícil y fatiga

Elixir

Ingredientes: 200 g de café de buena calidad, 600 ml de agua, 800 g de azúcar, 700 ml de alcohol de licor de 90°.

Adquirir un paquete de café envasado al vacío, de modo que el producto conserve intacto todo su aroma. Molerlo y verter la cantidad indicada en un frasco grande de vidrio con cierre hermético. Hervir trescientos gramos de agua y disolver en ellos cuatrocientos gramos de azúcar por completo. En cuanto el jarabe esté listo, verterlo aún hirviendo en el frasco con el café y cerrar herméticamente. Colocar el recipiente en un lugar cálido, envuelto en paños de lana para que el contenido mantenga el calor durante mucho tiempo. Dejarlo reposar durante unas seis horas y verter luego el café con todo el poso

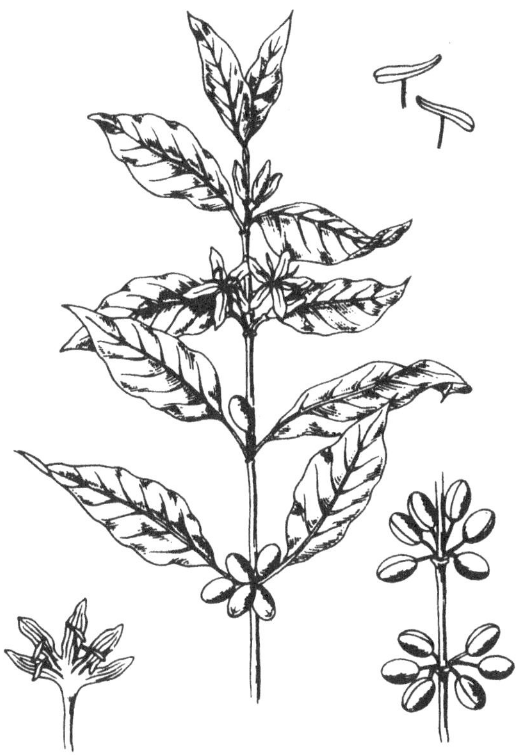

en un frasco o en una botella grande, dejando que se enfríe completamente. Agregar ahora el alcohol, cerrar la botella, agitar bien y dejar reposar al vacío durante unos diez días. Agitar con fuerza la botella una o dos veces al día. Transcurrido el tiempo establecido, disolver en frío 400 gramos de azúcar en 300 ml de agua. Agitar cada cierto tiempo el jarabe con una cuchara de madera. Una vez disuelto el azúcar, verter el jarabe en la botella que contiene el café y el alcohol, y agitar bien la mezcla; dejar en infusión el café durante siete días más, sin olvidarnos nunca de agitar el recipiente, y filtrarlo. El licor resulta excelente al cabo de unos diez días, aunque todavía lo será más si dejamos pasar unos tres meses antes de consumirlo.

Si nos gusta el sabor de la vainilla, podemos añadir una pizca a la mezcla antes de filtrarla.

Este elixir, que recibe también el nombre de *café sport*, se consume a vasitos y resulta ideal para aplacar el cansancio o la digestión difícil.

Elixir de café en grano

Ingredientes: café en grano recién tostado, 1/2 vaso de azúcar, 1 vaso de agua y un vaso de alcohol de 70°.

En una botella de cerámica de un litro, verter el café hasta un tercio de su volumen, el azúcar, el agua y el alcohol. Cerrar la botella herméticamente y dejar reposar el elixir unos meses antes de consumirlo, sin filtrarlo. Se trata de un digestivo óptimo.

Licor medicinal n.º 1

Ingredientes: 125 g de café recién molido, 200 g de azúcar, 1/2 litro de aguardiente.

Verter el café molido en un frasco. Añadir el azúcar y el aguardiente. Cerrar el frasco herméticamente y dejar el café en infusión durante unos veinte días, agitando el recipiente todos los días. Transcurrido el tiempo establecido, filtrar y embotellar. Emplearlo al cabo de unas semanas.

Licor medicinal n.º 2

Ingredientes: 300 g de azúcar, 350 ml de agua, 1 ramita de vainilla, 80 g de café molido, 125 ml de alcohol de 70°.

Preparar un jarabe con el azúcar, 125 ml de agua y la vainilla, hirviendo la mezcla durante cinco minutos. Dejar enfriar el jarabe y filtrarlo. Mientras tanto, preparar un café muy fuerte con 225 ml de agua y el café molido, filtrándolo posteriormente. Dejarlo enfriar y agregarlo al jarabe; añadir el alcohol, mezclar bien y esperar al menos un día entero antes de filtrar el licor y guardarlo en una botella.

Licor medicinal n.º 3

Ingredientes: 4 tazas de café, 4 tazas de azúcar y 4 tazas de alcohol de 70°.

Preparar cuatro tazas de café muy fuerte; disolver el azúcar mientras esté caliente, mezclar bien y dejar que se enfríe por completo. Añadir el alcohol, agitar bien y dejar que se enfríe durante uno o dos días antes de filtrar o conservar en una botella bien cerrada. Un vasito de este licor sustituye una taza de café, y constituye un excelente digestivo y cardiotónico.

Cálamo aromático

(Acorus calamus)

Perteneciente a la familia de las aráceas, esta hierba perenne se caracteriza por poseer un rizoma de gran tamaño, de textura escamosa, nudoso y de sabor caliente, amargo y un tanto picante.

También recibe el nombre de ácoro. Sus hojas son radicales y en forma de espada; pueden alcanzar un metro de longitud. La flor está compuesta por una inflorescencia verdosa, envuelta por la espata foliácea. El fruto es una baya que no contiene muchas semillas.

El cálamo o ácoro es originario de las Indias orientales.

Las virtudes terapéuticas del rizoma desecado, muy amargo, son notables; de hecho, el cálamo aromático se utiliza para favorecer la digestión y aumentar el apetito.

Inapetencia

Tintura

Ingredientes: 10 g de rizoma (de venta en herbolarios), y 50 ml de alcohol de 70°.

Cortar el rizoma en trocitos y ponerlos a macerar en el alcohol, en una botellita cerrada herméticamente, durante cinco días. A continuación estrujar bien el rizoma, filtrar el líquido y guardarlo en una botella que tenga tapón con cuentagotas.

Dejar que repose y que pasen unos diez días antes de empezar a utilizarlo.

La dosis recomendada es de cinco gotas de esta tintura disueltas en un poco de agua y debe tomarse antes de las tres principales comidas.

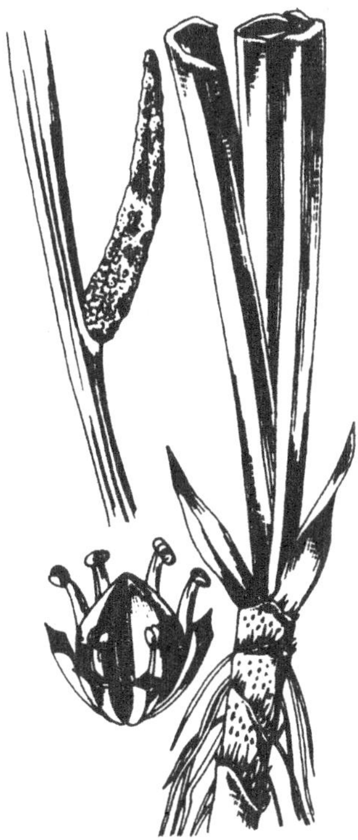

Canelo

(Cinnamomum zeylanicum)

Planta perennifolia de la familia de las lauráceas cultivada en América del Sur y la India. De esta planta, sumamente aromática, se utiliza la corteza de las ramas más jóvenes, rica en un perfume peculiar, muy apreciado por cocineros y pasteleros. Agregada a elixires, tinturas y vinos combate la gripe, la anemia, la debilidad, la atonía gástrica y la mala digestión.

Anemia

Elixir

Ingredientes: 1 litro de vino de Jerez dulce, 10 g de corteza de canelo, 30 g de quino y 50 g de centaura menor.

Poner a macerar durante cinco días en el vino, que debe ser de calidad superior, todas las hierbas desecadas. Filtrar el líquido y consumirlo a vasitos antes de las comidas.

Debilidad

Elixir

Ingredientes: 1 litro de vino de Jerez dulce, 25 g de corteza de canelo y 10 g de hojas frescas de menta.

Poner la canela y las hojas de menta a macerar en el vino durante veinticuatro horas. Pasado este tiempo, filtrar el líquido, pasarlo a una botella y guardarlo en un lugar fresco y seco. Conviene tomar un vasito ante los primeros síntomas de cansancio o debilidad.

Gripe

Vino *brûlé*

Ingredientes: 200 ml de vino tinto, 5 g de canela, 3 clavos y azúcar.

Se trata de un vino típico italiano, con un sabor muy característico, vagamente parecido al *cremat* catalán o la *queimada* gallega. Se prepara hirviendo durante tres minutos en el vino, la canela y los clavos. A continuación, sin esperar a que se enfríe, colar, agregar el azúcar (o, aún mejor, miel) y beber de inmediato.

Inapetencia

Vino medicinal

Ingredientes: 1 litro de vino de Jerez dulce, 40 g de corteza de canela y 30 g de corteza de quino.

Poner a macerar durante doce horas, en el vino, la corteza de canela y la de quino. Remover el líquido un par de veces, dejarlo reposar y filtrarlo. Conviene guardarlo en un lugar fresco y seco. Tomar un vasito antes de las principales comidas.

Atonía gástrica

Tintura

Ingredientes: 1/4 de litro de alcohol de 60° y 50 g de corteza de canela.

Poner a macerar durante veinticuatro horas la corteza de la canela en el alcohol. Filtrar bien el líquido y guardarlo en una botella con cierre hermético. Tomar una cucharadita antes de las principales comidas.

Digestión difícil

Vino digestivo

Ingredientes: 1 litro de vino blanco seco, 10 g de corteza de canela, 30 g de corteza de quino, 20 g de raíz de genciana, 10 g de semillas de anís, 50 g azúcar, un sobrecito de vainilla.

Poner a macerar en el vino, que debe ser de graduación media, todos los ingredientes indicados, que previamente habremos desmenuzado. Transcurrida una semana, filtrar el vino, guardarlo en una botella con cierre hermético y conservarlo en un lugar fresco. Tomar un vasito siempre que sintamos el estómago pesado.

Licor digestivo

Ingredientes: 50 g de canela en varillas, 2 g de vainilla en varillas, 750 ml de alcohol de 90°, 1 kg de azúcar en terrones y 1/2 litro de agua.

Verter la canela y la vainilla en rama en un mortero y majarlas hasta reducirlas a polvo; luego, ponerlas en una botella con 250 ml de alcohol. Agitar con fuerza la botella bien tapada, y guardarla en un lugar más bien fresco. Sacudir la botella cada día durante nueve días; al décimo, dejarla reposar y, al undécimo, filtrar el licor con un papel adecuado, estrujando al máximo los ingredientes para extraer todo su aroma.

Preparar aparte un jarabe con el azúcar en terrones y agua. Cocer lentamente, espumando siempre que sea necesario; en cuanto el azúcar se haya disuelto, retirar el recipiente del fuego y dejar enfriar. Verter entonces este jarabe en el alcohol aromatizado y agregar medio litro de alcohol más. Remover la mezcla, dejar reposar un día y filtrarlo. Este licor es un óptimo digestivo de un sabor sumamente agradable.

Cardo santo

(Cnicus benedictus)

Es una planta herbácea de la familia de las compuestas tubolíferas, caracterizada por una vellosidad erizada que recubre el tallo, las ramas y la envoltura de sus florecillas, de color amarillo. Sus hojas, de color plateado, tienen los bordes dentados.

La planta se halla sobre todo en las zonas más frondosas del centro y sur.

Del cardo santo se emplea toda la planta, recolectada durante la época de la floración y desprovista de la parte más basta del tallo.

Hojas, sumidades floridas y tallos desecados se venden en los herbolarios. El cardo santo es un buen estimulante de la actividad gástrica.

Digestión difícil

Vino digestivo

Ingredientes: 20 g de hojas y flores desecadas y 1 litro de vino de calidad.

Poner a macerar las hojas y las flores desecadas en un litro de buen vino (ya sea tinto o blanco seco). Al cabo de veinte días, filtrar y conservar el vino en una botella con cierre hermético. Tomar una cucharada del vino antes de las principales comidas contra las malas digestiones.

Inapetencia

Tintura

Ingredientes: 150 ml de alcohol de 70° y 20 g de sumidades floridas desecadas.

Verter en una botella con cierre hermético el alcohol y las sumidades floridas de cardo santo. Al cabo de ocho días, filtrar el líquido, estrujando bien las flores para obtener todo el jugo. Conservar la tintura en una botellita con tapón cuentagotas. Tomar 20 gotas de tintura disueltas en agua antes de las principales comidas.

Cáscara sagrada

(Rhamnus pursianus)

Dotada de excelentes virtudes terapéuticas, esta planta se incluye en la familia de las ramnáceas y tiene un desarrollo arbustivo. En primavera, se llena de unas flores muy pequeñas, gráciles y sumamente blancas; durante el otoño,

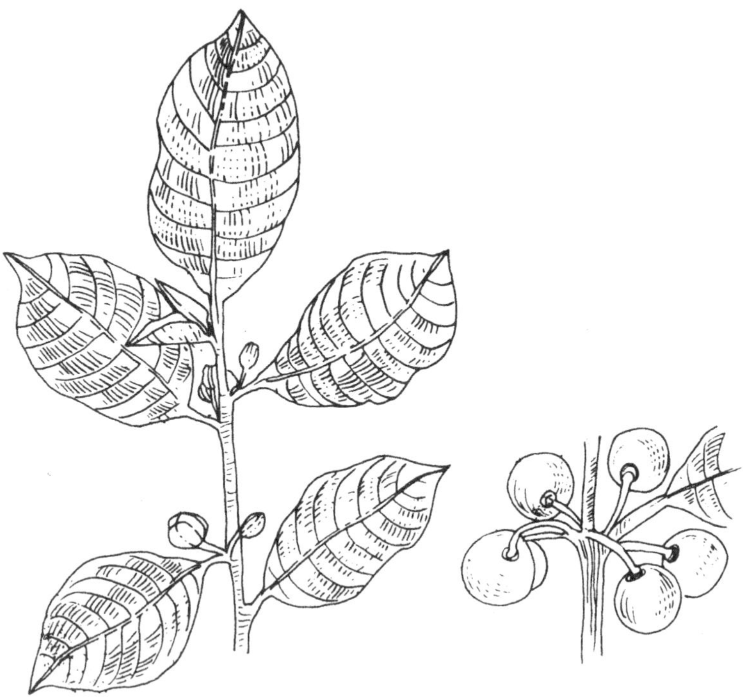

maduran las bayas, duras y oscuras. Una de las características de esta planta es su corteza, que se parece al corcho, aunque presenta un color gris y tiene un sabor muy amargo. Es precisamente la corteza la que se emplea como estimulante y activador de las funciones del hígado, del estómago y del intestino. Suave laxante, la cáscara sagrada se administra en forma de tintura, tanto a los niños como a las personas adultas, así como a las mujeres embarazadas o a quienes padecen de hemorroides.

Atonía gástrica y estreñimiento

Tintura

Ingredientes: 30 g de corteza desecada de cáscara sagrada y 200 ml de alcohol de 60°.

Poner a macerar la corteza desecada en el alcohol. Al cabo de cuatro días, filtrar el líquido y guardarlo en una botellita con tapón cuentagotas. Como tónico para el estómago, tomar 15 gotas diluidas en agua una vez al día; como laxante, 25 gotas por la noche.

Centaura menor

(Centaurium erythraea)

Se trata de una planta herbácea y grácil perteneciente a la familia de las gencianáceas. Crece en los prados y en los lugares frescos. No más alta de cuarenta centímetros, se caracteriza por una roseta de hojas que se desarrollan en la base del tallo. Otras hojas, más largas, crecen a lo largo de las ramas; las flores, agrupadas en ramilletes y de un color rosado, se abren en las sumidades de las ramas. La floración se alarga desde mayo hasta septiembre. Con las sumidades floridas desecadas de esta planta se preparan remedios contra la anemia, la inapetencia, los dolores de estómago, la fiebre y la insuficiencia hepática.

Anemia

Tintura

Ingredientes: 50 ml de alcohol de 70°, 5 g de sumidades floridas desecadas.

Poner a macerar, durante siete días, las sumidades de centaura en el alcohol. Pasado este tiempo filtrar el líquido y verterlo en una botellita con tapón cuentagotas. Conviene guardarlo en un lugar fresco y seco. La dosis recomendada es de 20 gotas dos veces al día, que puede tomarse antes de la comida y de la cena.

Vino medicinal

Ingredientes: 1 litro de vino blanco seco, 60 g de sumidades floridas desecadas.

Verter en el vino blanco las sumidades de centaura. Dejar en infusión durante dos o tres días, agitando el recipiente de vez en cuando. Antes de filtrar el vino, dejarlo reposar sin agitarlo durante un día entero. Trasvasarlo a una botella y esperar unos días antes de su consumo. Tomar un vasito antes de las principales comidas como aperitivo, tónico y reconstituyente.

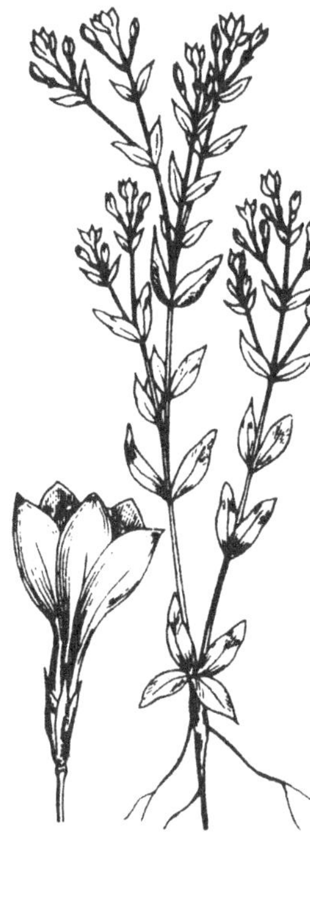

Fiebre

Tomar 20 gotas de tintura tres veces al día. Es un excelente remedio para prevenir la malaria y la fiebre persistente.

Insuficiencia hepática

Vino medicinal

Ingredientes: 1 litro de vino blanco seco, 60 g de sumidades floridas desecadas y 15 g de bayas de enebro.

Verter en el vino las sumidades de centaura y las bayas de enebro desecadas. Al cabo de cinco días, filtrar el líquido y beber un vasito antes de las principales comidas.

Centinodia

(Polygonum aviculare)

Se trata de una pequeña planta herbácea perenne que pertenece a la familia de las poligonáceas, de aspecto delicado, con unas hojitas sutiles y puntiagudas y flores solitarias o bien agrupadas de dos en dos, o de tres en tres, que crecen en la base de las hojas. El color de las flores es blanco o con un leve matiz rosado.

La planta crece por todas partes, pero sobre todo en terrenos áridos.

Las hojas de centinodia, que se compran desecadas en los herbolarios, son refrescantes, estomáquicas y ricas en sustancias astringentes.

Heridas y llagas

Vino vulnerario

Ingredientes: 50 g de hojas desecadas de centinodia y agua.

Poner a cocer, a fuego lento, durante una hora, las hojas desecadas de centinodia. Una vez enfriado el líquido, filtrarlo a través de una gasa y un paño de algodón esterilizados, guardándolo en una botella completamente limpia.

El vino de centinodia se utiliza para limpiar llagas y heridas, dado su poder cicatrizante; de hecho, se emplea también para taponar las heridas por las que mana sangre abundante.

Cidro

(Citrus medica)

Se trata de un árbol no muy alto, perennifolio, perteneciente a la familia de las citráceas, originario del Asia oriental y que se cultiva en todos los países de clima cálido.

Posee unas hojas ovaladas, dentadas y provistas de glándulas oleíferas que segregan un líquido muy oloroso.

Sus flores, agrupadas en ramilletes, son blandas y sumamente perfumadas; los frutos, muy semejantes al limón, son un tanto más grandes, tienen poca pulpa y una corteza perfumada y rica en aceite esencial. Con la corteza se preparan confituras y un jarabe. Por su intenso aroma, el cidro se utiliza también en la industria de la perfumería y de la licorería.

El cidro es un estimulante de la digestión. Con él se prepara un óptimo licor estomáquico.

Digestión difícil

Licor

Ingredientes: 4 cidras, 800 ml de alcohol de 90°, 800 g de azúcar y 1 litro de agua.

Con un cuchillo pelapatatas, pelar la corteza de las cidras, previamente lavada y secada.

Verter la corteza, cortada a trocitos, en una botella juntamente con 200 ml de alcohol. Tapar herméticamente. Dejar en infusión durante quince días, agitando el recipiente dos veces al día.

Transcurrido este tiempo, filtrar el alcohol. Verter en una cazuela el azúcar y el agua, agregando también las cortezas de las cidras que han quedado en el colador. Hervir lentamente durante un cuarto de hora, espumando, y dejar enfriar.

Filtrar este jarabe dos veces seguidas: la primera vez, sólo con papel filtrante y la segunda, con un trocito de algodón hidrófilo colocado sobre un nuevo papel filtrante. Cambiar periódicamente el algodón.

Verter en una botella grande la infusión alcohólica y el jarabe filtrado, y añadir a esta mezcla 600 ml más de alcohol de 90°.

Agitar y guardar en otra botella. Dejar en reposo durante un mes antes de consumir el licor.

Un vasito de este exquisito licor de cidro ayuda a apaciguar las malas digestiones.

Agua de cidra

Ingredientes: 1 cidra, 1/2 litro de alcohol de 90°, 500 g de azúcar y 400 ml de agua.

Con un cuchillo pelapatatas, retirar la parte amarilla de la corteza de la cidra, que debe estar bien madura y ya lavada y seca. Verterla en un frasco con el alcohol, cerrar y exponerlo al sol durante dos días.

Mientras, preparar un jarabe hirviendo el azúcar en el agua; espumar, dejar enfriar y filtrar.

Colar el alcohol, añadir el jarabe, remover, dejar reposar y filtrar con papel filtrante.

Este licor resulta verdaderamente eficaz contra las digestiones difíciles.

Cilantro

(Coriandrum sativum)

Esta hierba desprende un aroma sumamente desagradable. Pertenece a la familia de las umbelíferas y, aunque procede de África, se cultiva en nuestro país. Sus frutos poseen cualidades estimulantes de las funciones gástricas y hepáticas, mientras que las semillas se utilizan en la industria confitera y licorera.

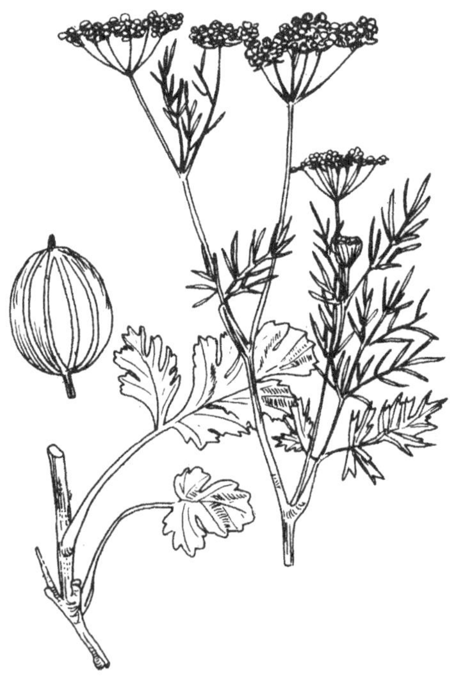

Digestión difícil

Tintura

Ingredientes: 50 ml de alcohol de 60° y 5 g de frutos de cilantro desecados.

Poner a macerar durante cinco días en el alcohol los frutos desecados de cilantro. Transcurrido este tiempo, filtrar la tintura y guardarla en una botella con tapón cuentagotas. Tomar 15 gotas al finalizar cada comida.

Ciruelo

(Prunus domestica)

Este árbol frutal procede de América del Sur y se suele cultivar en huertos y plantaciones. Sus hojas son ovaladas, de color verde pálido y levemente dentadas en los bordes; en primavera abre sus flores, hermosas, ligeras y delicadas, de cinco pétalos blancos y, en ocasiones, rosados. Los frutos, tiernos, aunque un poco ácidos y con una piel fina y violácea, maduran durante todo el verano y bien entrado el otoño.

La pulpa de las ciruelas, con las que se preparan jarabes y licores, beneficia al intestino y al estómago. Asimismo, las ciruelas secas regularizan las funciones intestinales: pueden comerse cocidas, con un poco de azúcar, o simplemente, tras ponerlas a remojar en agua fría durante toda la noche, consumirlas por la mañana, en ayunas.

Estreñimiento

Jarabe

Ingredientes: 100 g de pulpa de ciruelas, 150 ml de alcohol de 60°, 670 g de azúcar y 330 ml de agua.

Escaldar las ciruelas sumergiéndolas en agua caliente y eliminar la piel. Quitarles también el cuesco y pesar 100 g de pulpa. Verter esta última en el alcohol y dejar macerar durante un día con el frasco bien cerrado. Preparar un jarabe hirviendo el azúcar en agua. Una vez se haya disuelto por completo el azúcar, dejar enfriar el jarabe y añadirlo al alcohol que, mientras tanto, habremos filtrado estrujando bien la pulpa de las ciruelas. Remover el jarabe, dejar reposar y, en caso necesario, volver a filtrar.

Este jarabe, de efecto suavemente laxante, debe administrarse a cucharaditas al finalizar las principales comidas.

Licor

Tomando como referencia la receta de las endrinas silvestres, sustituir estas por ciruelas en las mismas cantidades y dosis.

Digestión difícil

Licor n.º 1

Ingredientes: 20 ciruelas frescas, 2 litros y medio de vino blanco seco, 3 g de corteza de canela, 500 g de azúcar y 1/2 litro de alcohol de 90°.

Elegir unas ciruelas bien maduras, escaldarlas y pelarlas. Quitarles el cuesco y cocerlas en una cazuela, a ser posible de vidrio o de barro, con la cantidad indicada de vino blanco seco. Llevar a ebullición, a fuego muy lento, durante no más de quince minutos, y apagar. Verter la mezcla en un frasco de cierre hermético agregando la corteza de canela y el azúcar. Agitar el frasco y guardarlo en un lugar fresco durante tres días.

Si pasado este periodo el azúcar no se hubiese disuelto, hervir de nuevo la mezcla durante unos minutos y dejarla enfriar; verter entonces en el recipiente el alcohol de 90°. Filtrar y conservar en una botella. Este licor exquisito facilita la digestión, y se utiliza también como tratamiento ante cualquier problema estomacal. Basta con beber un vasito al final de las principales comidas.

Licor n.º 2

Ingredientes: 350 g de ciruelas secas deshuesadas, 1 litro de alcohol de 70°, 500 g de azúcar y 500 ml de agua.

Sumergir las ciruelas secas deshuesadas en el alcohol en un frasco de vidrio hermético. Majar en un mortero los cuescos de las ciruelas y verterlos en el frasco con el resto de ingredientes. Dejar en infusión durante un mes. Agitar diariamente el frasco y, el último día, dejar en reposo. Mientras, preparar un jarabe hirviendo lentamente el azúcar y el agua. Una vez se haya enfriado el jarabe, proceder a filtrar el alcohol y las ciruelas. Pasar primero todo por el colador y estrujar los residuos sólidos con ayuda de un paño, para aprovechar todo el jugo. Añadir al licor filtrado el jarabe frío, agitar con fuerza el frasco y filtrar de nuevo. Conservar este licor de ciruelas secas en una botella y beber un vasito ante dificultades digestivas.

Coca

(Erythroxylon coca)

Se trata de una pequeña planta perteneciente a la familia de las eritroxiláceas. Se cultiva en Bolivia y Perú, de donde se importan las hojas ya desecadas. La coca, mezclada con otros elementos, es un excelente estimulante del apetito y, además, constituye un óptimo remedio contra el agotamiento nervioso y la anemia.

Anemia

Vino medicinal

Ingredientes: 300 ml de alcohol de 90°, 750 g de azúcar, 3 litros de vino blanco seco, 50 g de hojas de coca, 50 g de corteza de quino, 3 g de canela y 2 g de vainilla.

Desmenuzar y triturar las hierbas, vertiéndolas luego en una botella con el alcohol. Dejar macerar durante quince días. Entretanto, disolver el azúcar en el vino blanco seco. Agitar con frecuencia la botella. Una vez transcurrido el tiempo establecido, filtrar el alcohol, guardarlo en una botella grande y filtrar también el vino, que luego añadiremos al alcohol ya filtrado. Agitar y dejar reposar durante unos días antes de consumir.

Tomar un vasito antes de las principales comidas resulta muy beneficioso para los que padecen anemia.

Agotamiento nervioso

Elixir

Ingredientes: 250 ml de alcohol de 90°, 150 g de hojas de coca, 15 g de semillas de cilantro, 15 g de semillas de anís, 25 g de corteza de naranja desecada, 1/2 litro de agua y 200 g de azúcar.

Poner a macerar las hojas de coca desmenuzadas, las semillas de cilantro y de anís y la corteza de naranja desecada, en una botella con el alcohol. Dejar macerar durante quince días. Preparar un jarabe hirviendo el agua y el azúcar a fuego moderado y, si el líquido espesara en exceso, añadir más agua. Dejar enfriar el jarabe, filtrarlo a través de un paño de tela y agregarlo al alcohol ya filtrado. Agitar bien. Tomar un vasito de elixir antes de las principales comidas.

Este elixir, así como el vino de coca, puede utilizarse para combatir las malas digestiones.

Cola

(Cola acuminata)

Perteneciente a la familia de las esterculiáceas, esta planta crece en el África occidental, de donde se importa el fruto ya desecado. Las propiedades terapéuticas de la cola son muy conocidas: se trata de un extraordinario tónico del corazón, los nervios y el cerebro. El vino de cola se emplea contra el cansancio provocado por el trabajo excesivo, contra el agotamiento nervioso y la debilidad.

Agotamiento nervioso, cansancio y debilidad

Vino medicinal

Ingredientes: 60 g de nueces de cola, 1 litro de vino tinto.

Adquirir en el herbolario las nueces de cola y ponerlas a macerar durante diez días en el vino. Pasado este tiempo, filtrar el vino, guardarlo en una botella y tomar una cucharadita antes de las principales comidas.

Cuasia

(Quassia amara)

Con esta planta se combaten náuseas y malas digestiones.

Náuseas

Vino medicinal

Ingredientes: 20 g de madera de cuasia, 4 clavos y 1 litro de vino de Jerez dulce.

Raspar la madera y ponerla a macerar, junto con los clavos, en una botella con el vino. Dejar en infusión ocho días, filtrar y tomar una cucharadita siempre que sea necesario.

Digestión difícil

Vino digestivo

Ingredientes: 15 g de madera de cuasia, 5 g de raíz de genciana, 5 g de de anís, 5 g de regaliz y 1 litro de vino blanco.

Triturar los ingredientes y ponerlos a macerar en una botella con el vino. Agitar con frecuencia durante siete días. Al octavo día, dejar reposar y filtrar luego el líquido.

Endrino

(Prunus spinosa)

El endrino pertenece a la familia de las rosáceas y crece espontáneamente en todas las regiones. Se desarrolla en matas espinosas e inextricables; la corteza de sus ramas y del tronco es rugosa y grisácea; tiene las ramas recubiertas de espinas muy duras. Sus hojas son ovaladas y dentadas. En primavera, se llena de unas flores deliciosas, pequeñas y blancas, con las corolas salpicadas de rojo y de rosa. Los frutos maduran en otoño, aunque no pueden ser ingeridos a causa de su áspero sabor. El endrino posee propiedades laxantes: con sus frutos se preparan licores que, consumidos al final de las comidas, estimulan el funcionamiento del intestino.

Estreñimiento

Licor

Ingredientes: 500 g de endrinas, 1 litro de alcohol de 90°, 500 g de azúcar y 800 ml de agua.

Recoger las endrinas, si es posible, a primera hora de la mañana. Pelarlas y lavarlas con cuidado frotándolas una por una con un paño bien limpio. Verterlas en un recipiente y aplastar la pulpa y los cuescos. Verter la mezcla en un frasco de vidrio hermético y agregar el alcohol. Dejar macerar durante veinte días y pasarlas por el colador apretando bien la pulpa con una cuchara. Guardar el licor en una botella, taparla bien y volver a verter las endrinas estrujadas en el primer recipiente, añadiendo medio litro de agua. Dejar en infusión durante otra semana, transcurrida la cual filtraremos las endrinas a través de un paño, estrujando bien para aprovechar todo el jugo. Añadir el segundo zumo al primero y preparar un jarabe hirviendo a fuego muy lento el azúcar con 300 ml de agua. En cuanto se disuelva el azúcar, dejar enfriar el jarabe y agregarlo al licor. Agitar bien el recipiente, dejar reposar un momento el líquido y luego filtrarlo con un papel adecuado, sobre el que colocaremos una capa delgada de algodón hidrófilo. Cuando esté listo, guardarlo en un lugar fresco y seco.

Esperar unas semanas antes de empezar a consumir el licor, a razón de un vasito en las principales comidas.

Licor de endrinas y pasas

Ingredientes: 250 de endrinas desecadas, 100 g de uvas de Málaga desecadas, 1 litro de alcohol de fruta, 500 g de azúcar y 500 ml de agua.

Poner en remojo, en abundante agua fría, las endrinas desecadas y las uvas de Málaga. Lavar la fruta y esparcirla sobre un trapo para que se seque. Deshuesar las endrinas y verterlas en un recipiente (a ser posible, un mortero) junto con las uvas. Machacar toda la fruta hasta reducirla a papilla. Machacar también los cuescos de las endrinas, recogiendo el jugo y mezclándolo con la pulpa de la fruta. Mezclar bien y trasvasar todos los ingredientes a un frasco de vidrio, añadiendo el alcohol de fruta. Tapar el recipiente y dejar macerar la fruta durante veinte días, agitando de vez en cuando. Transcurrido el tiempo establecido, preparar un jarabe hirviendo durante dos minutos el azúcar con el agua y dejar enfriar. Pasar la fruta por el colador y estrujarla con un paño limpio para aprovechar todo el jugo. Agregar este jarabe al licor y conservarlo en una botella. El resultado es un laxante modesto pero eficaz.

Digestión difícil

Licor

Ingredientes: 600 g de endrinas, 250 g de azúcar, 1 varilla de vainilla y 1 litro de aguardiente.

En un vaso de vidrio, verter las endrinas bien lavadas, el azúcar, la vainilla y el aguardiente. Tapar y dejar en infusión durante cuarenta y cinco días. Al concluir este periodo, filtrar y embotellar. Se trata de un excelente digestivo.

Enebro

(Juniperus communis)

El enebro es una planta silvestre y matosa, perteneciente a la familia de las cupresáceas, que suele hallarse con facilidad en los pastos de alta montaña, zonas boscosas, en áreas premontañosas e incluso cerca de la costa. Florece entre febrero y abril y las bayas maduran, en función del clima, entre septiembre y noviembre.

Se aconseja no coger bayas de enebro en estado silvestre a fin de no empobrecer la flora de nuestros campos, ya que se trata de una especie protegida. Por otro lado, las bayas —convenientemente desecadas— pueden adquirirse tanto en herbolarios como en tiendas especializadas.

Las bayas de enebro sirven para preparar licores y elixires estimulantes de las funciones digestivas. Además, son diuréticas y sudoríferas.

Asma bronquial

Vino medicinal

Ingredientes: 50 g de bayas de enebro, corteza de limón, 1 litro de vino blanco seco.

Machacar las bayas de enebro en un mortero junto con la corteza de un limón fresco. Verter la papilla resultante en un frasco con el vino. Tapar el recipiente y dejar macerar estos ingredientes durante una semana, sin agitar. Filtrar y guardar el líquido en una botella. Beber a vasitos o a cucharaditas siempre que sea necesario, aunque nunca más de dos veces al día.

Retención hídrica

Elixir

Ingredientes: 75 g de bayas de enebro, 1 litro de vino blanco seco.

Verter las bayas de enebro machacadas en el vino. No agitar el recipiente y, al cabo de siete días, filtrar. Tomar de uno a tres vasitos al día.

Digestión difícil

Licor

Ingredientes: 80 g de bayas de enebro, 1 litro de aguardiente, 230 ml de agua y 670 g de azúcar.

Poner a macerar las bayas de enebro machacadas en el aguardiente. No agitar y, al cabo de diez días, agregar al aguardiente un jarabe preparado al hervir, a fuego muy lento, el azúcar con el agua. Una vez frío el jarabe, filtrarlo a través de un paño de tela. Filtrar también el licor de enebro y añadir el jarabe. Si el licor tuviera un aspecto turbio, filtrarlo de nuevo con un papel filtrante sobre el que colocaremos un trozo de algodón hidrófilo. Un vasito después de las principales comidas ayuda a realizar la digestión.

Inapetencia

Elixir

Ingredientes: 240 g de bayas de enebro, 3 g de canela, 6 g de semillas de anís, 300 ml de alcohol de 60°, 500 g de azúcar y 375 ml de agua.

Machacar las bayas de enebro y mezclarlas con la canela y las semillas de anís. Verter la mezcla en una botella junto con el alcohol. Agitar y dejar en reposo, sin sacudir la botella, durante unos diez días. Filtrar y agregar el jarabe preparado al hervir el azúcar en el agua. Sólo cuando el jarabe se enfríe podremos añadirle el resto. Tomar una cucharadita de elixir antes de las comidas.

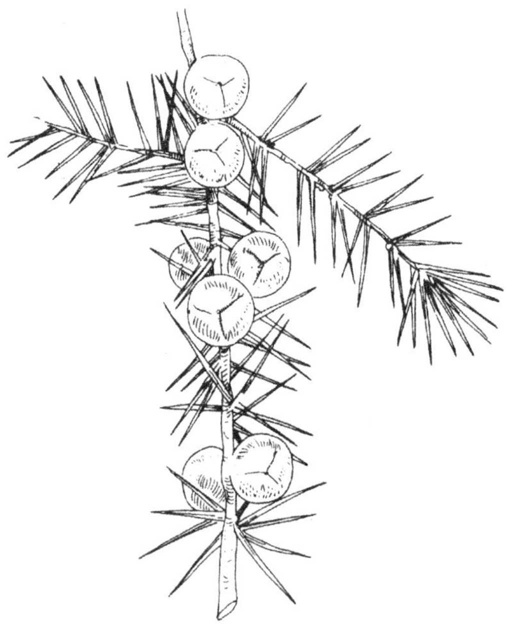

Erísimo

(Sisymbrium officinale)

Se trata de una planta herbácea anual perteneciente a la familia de las crucíferas. Su tallo, recto y elegante, alcanza hasta los 80 cm. Las hojas poseen un largo peciolo y sus flores terminales son pequeñas, de color amarillo y agrupadas en racimos minúsculos. Crece un poco por doquier; de hecho, vegeta en terrenos incultos.

Las propiedades de esta planta son descongestionantes: se emplea contra las inflamaciones de la garganta y para combatir la laringitis y la ronquera.

Inflamación de la garganta

Tintura

Ingredientes: 15 g de hojas de erísimo sin desecar y 200 ml de alcohol de 60°.

Adquirir las hojas de erísimo y ponerlas a macerar en una botella junto con el alcohol. Al cabo de tres días, filtrar la tintura y conservarla en una botellita con tapón cuentagotas. Verter 20 gotas de tintura en medio vaso de agua tibia y beber. La tintura, diluida en agua tibia resulta ideal para realizar gargarismos y aliviar las inflamaciones de la garganta.

Espino albar

(Crataegus oxycantha)

El espino albar se encuentra por doquier, especialmente en terrenos no cultivados. Pertenece a la familia de las rosáceas y sus arbustos son de un color rojo pardo intenso, salpicados de numerosas espinas robustas y puntiagudas.

Las flores, sumamente hermosas, de un bello color blanco o levemente rosadas, se agrupan en corimbos y se caracterizan por poseer un aroma muy suave. Suelen abrirse en primavera.

Los frutos, por otra parte, son pequeños, rojos y un tanto parecidos a manzanas minúsculas: maduran al final del otoño y durante todo el invierno puntean vivamente las ramas desnudas de los arbustos, confiriéndoles un aspecto muy pintoresco.

Es sabido que del espino albar se puede obtener un calmante auténticamente eficaz.

Insomnio y excitación nerviosa

Tintura

Ingredientes: 2 g de flores y frutos desecados de espino albar y 40 ml de alcohol de 70°.

Antes de preparar la infusión, lavar y secar bien las flores y los frutos. Poner en infusión las flores y los frutos en alcohol y dejarlos en reposo durante ocho días. Colar, filtrar, estrujar bien la mezcla y guardar la tintura en una botellita con tapón cuentagotas. En caso de insomnio, la dosis es de 40 gotas diluidas en un poco de agua, por la noche antes de acostarse. Como calmante, en caso de nerviosismo, 30 gotas en un poco de agua.

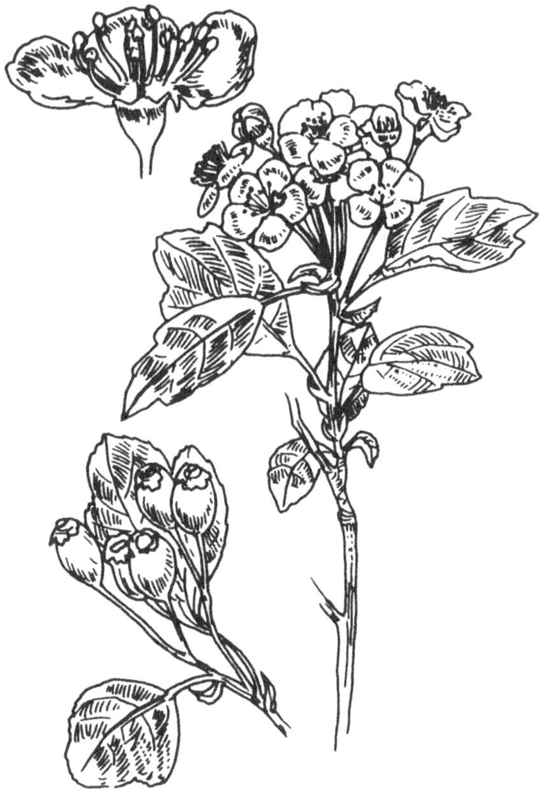

Eucalipto

(Eucalyptus globulus)

Maravillosa planta que en su tierra natal, Australia, alcanza la nada desdeñable altura de cien metros. Se cultiva en regiones de clima cálido, aunque raramente alcanza los cincuenta metros. Sus hojas, duras, coriáceas y de color verde, están provistas de unas ampollitas que contienen un aceite de aroma persistente que permanece inalterable incluso cuando las hojas se desecan. Pertenece a la familia de las mirtáceas.

Las extraordinarias cualidades terapéuticas del eucalipto son conocidas por todos: con esta planta se preparan tinturas y elixires medicinales para combatir el asma, las afecciones bronquiales, las dificultades digestivas y la fiebre persistente.

Asma y afecciones bronquiales

Tintura

Ingredientes: 50 ml de alcohol de 60°, 5 g de hojas frescas de eucalipto o bien 10 g de hojas desecadas.

Poner a macerar durante cinco días en el alcohol las hojas de eucalipto. Transcurrido el tiempo establecido, filtrar la tintura y conservarla en una botellita con tapón cuentagotas. Para calmar una crisis de asma bronquial, verter en un poco de agua 10 gotas de tintura. La misma dosis sirve para calmar las inflamaciones de los bronquios, con la tos subsiguiente.

Fiebre

En farmacias puede adquirir la esencia de eucalipto, un óptimo remedio contra la fiebre provocada por la gripe y la malaria. Sin embargo, conviene pedir consejo al médico.

Digestión difícil

Elixir

Ingredientes: 250 g de hojas frescas de eucalipto, o bien 500 g de hojas desecadas, 350 ml de agua, 600 g de azúcar y 100 ml de ron, coñac o vino blanco seco.

Poner las hojas de eucalipto a macerar durante tres horas en 250 ml de agua, tras desmenuzarlas y majarlas para obtener todo el jugo. Filtrar el líquido a través de un paño de tela limpio y verter las hojas en otros 100 ml de agua. Dejar macerar durante al menos una hora, filtrar y añadir la segunda agua a la primera. Calentar al baño maría, agregar el azúcar y esperar a que se disuelva totalmente. Dejar enfriar por completo y añadir al elixir el ron, el coñac o el vino blanco. Beber un vasito de elixir de eucalipto antes de las principales comidas.

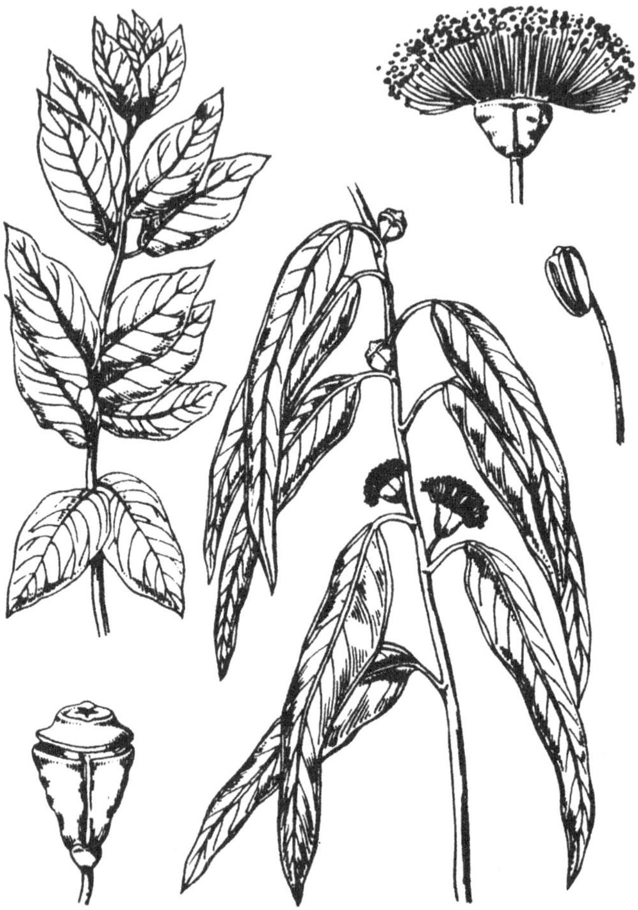

Fresno norteño

(Fraxinus excelsior)

Árbol de gran tamaño y muy bello perteneciente a la familia de las oleáceas. Se halla especialmente en los bosques y parajes frescos y umbrosos. Las hojas frescas del fresno se utilizan para obtener un eficaz remedio contra los dolores provocados por la artritis.

Artritis

Vino medicinal

Ingredientes: 50 hojas frescas de fresno y 500 ml de vino blanco seco.

Lavar con esmero, una a una, las hojas de fresno norteño bajo el agua del grifo, secarlas y verterlas en un cazo con el vino. Hervir a fuego lento durante veinte minutos. Retirar el cazo del fuego y dejar que el vino se enfríe por completo antes de filtrarlo. Guardarlo en una botella y tomar una cucharada antes de las principales comidas.

Genciana
(Gentiana lutea)

Esta hermosa plantita, provista de alegres flores de color amarillo agrupadas en ramillete, pertenece a la familia de las gencianáceas y crece en los prados y bosques montañosos de casi toda Europa.

El tallo puede alcanzar la altura de un metro y medio, y tiene unas hojas largas y ovaladas. Florece entre junio y finales de agosto. Las raíces de esta planta se utilizan para preparar vinos, elixires y tinturas contra numerosos trastornos físicos.

Intoxicaciones

Vino medicinal

Ingredientes: 150 g de raíz de genciana, 1 litro y medio de vino blanco seco y esencia de naranjo.

Cortar a trocitos la raíz de genciana y verterla en el vino. Dejar en infusión durante una semana, sin olvidarnos de agitar el recipiente al menos tres veces al día. Transcurrido el tiempo oportuno, dejar sin agitar el vino durante todo un día, filtrarlo y guardarlo en una botella. Agregar unas gotas de esencia de naranjo y esperar unos días antes de empezar a consumir el vino, a razón de una cucharada por la mañana en ayunas y una después de cenar.

Inapetencia

Elixir tónico

Ingredientes: 30 g de raíz de genciana, 15 g de raíz de ruibarbo y 1 litro de vino blanco seco.

Desmenuzar los vegetales y ponerlos en infusión durante tres o cuatro días en el vino. Agitar el recipiente dos veces al día durante dos días seguidos, y luego, dejar que el líquido repose hasta el momento de filtrarlo. Guardar el elixir en una botella y tomar una cucharadita antes de las principales comidas.

Tintura

Ingredientes: 5 g de raíz de genciana y 50 ml de alcohol de 60°.

Desmenuzar la raíz de genciana y ponerla a macerar, durante al menos cinco días, en el alcohol. Filtrar y tomar 20 gotas antes de las comidas.

Vino medicinal n.º 1

Ingredientes: 60 g de raíz de genciana, 120 ml de alcohol de 60° y 2 litros de vino tinto.

Cortar a trocitos la raíz de genciana y ponerla en infusión durante dos días en el alcohol. Transcurrido el tiempo establecido, agregar el vino y dejar en infusión durante dos semanas. Filtrar estrujando la raíz y guardar el vino en una botella. Tomar un vasito antes de las comidas.

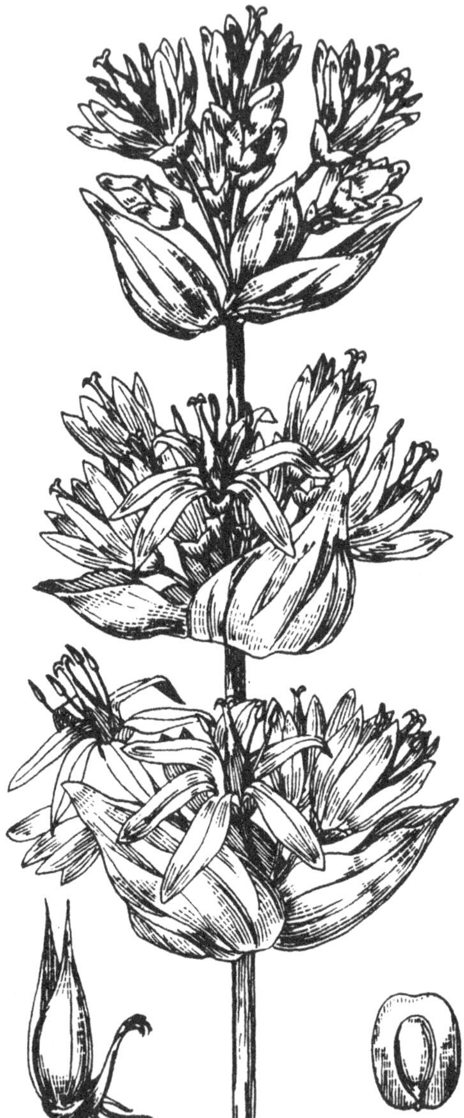

Vino medicinal n.º 2

Ingredientes: 1 litro de vino tinto, 30 g de raíz de genciana y 20 g de corteza de naranja desecada.

Verter la raíz de genciana cortada en trocitos y las cortezas de naranja desecadas en el vino. Dejar macerar durante una semana y filtrar. Conviene tomar un vasito antes de las principales comidas.

Atonía intestinal

20 gotas de tintura de genciana al finalizar las comidas.

Digestión difícil

Puede tomarse 10 gotas de tintura de genciana después de las principales comidas, o bien un vasito de vino medicinal n.º 1 o n.º 2 al finalizar las comidas.

Guindo

(Prunus cerasus)

Esta planta posee las mismas características y propiedades que la cereza, es decir, estomáquicas, tónicas, refrescantes y excitantes de las funciones intestinales.

Debilidad

Vino reconstituyente

Ingredientes: 100 hojas frescas de guinda, 1 litro de vino tinto genuino y con cuerpo, 800 g de azúcar.

Hay que elegir hojas sanas, sin marcas y más bien grandes. Lavarlas con esmero, una por una, tras haberlas puesto en remojo en agua fría durante unas horas. Estas precauciones son indispensables para eliminar cualquier rastro de productos químicos contra los parásitos.

Dejar enfriar al aire las hojas, y verterlas luego en un recipiente grande de vidrio o barro con el vino. Taparlo herméticamente y dejar las hojas en infusión durante unos quince días. Agitar el recipiente de vez en cuando.

Transcurrido el plazo prescrito, pasar el vino por el colador y retirar todas las hojas. Poner entonces el vino en una cazuela de vidrio junto con el azúcar y hervir a fuego muy lento, sin dejar de remover con una cuchara de madera, con objeto de evitar que el azúcar se pegue en el fondo.

Bastarán unos veinte minutos, e incluso menos, para que el azúcar se disuelva por completo. Dejar enfriar del todo el vino antes de guardarlo en una botella. Tan eficaz como delicioso, el vino de guindas se consume a vasitos después de las principales comidas.

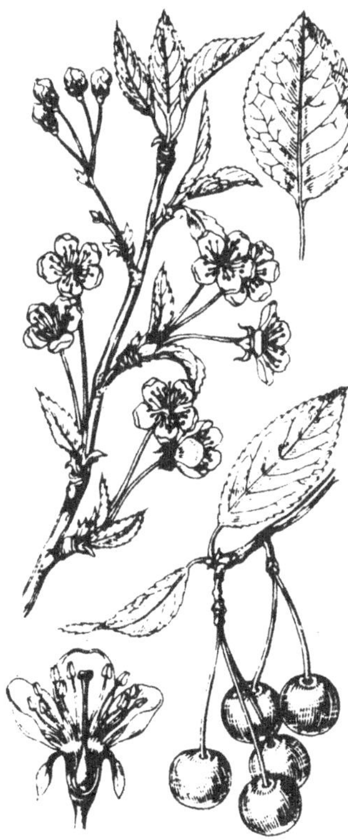

Hierba doncella

(Vinca minor)

Plantita herbácea perenne de la familia de las apocináceas, con tallos y hojas delicadas, y flores de cinco pétalos con un color azul-violáceo muy característico. Se halla en parajes frescos y poco soleados de los bosques. Florece entre abril y mayo.

Esta planta, sumamente grácil y que salpica alegremente los bosques con sus tonos, permite preparar con sus hojas (que se recolectan en cualquier periodo del año y se ponen a secar al sol o a la sombra), un óptimo vino medicinal que alivia las digestiones pesadas.

Digestión difícil

Vino digestivo

Ingredientes: 80 g de hojas desecadas de hierba doncella, 1 litro de vino blanco seco.

En un frasco de vidrio con cierre hermético verter las hojas de hierba doncella —desecadas y desmenuzadas— y el vino. Dejar en infusión durante diez días, luego filtrar estrujando bien las hojas y conservar el vino en una botella bien cerrada que debe guardarse en un lugar fresco y seco.

Tomar una cucharadita después de las principales comidas para facilitar los procesos digestivos.

Hinojo

(Foeniculum vulgare)

Esta planta silvestre, aromática, perenne, perteneciente a la familia de las umbelíferas, no tiene nada que ver con el hinojo entendido como hortaliza comestible.

El *Foeniculum vulgare* crece de manera espontánea en los parajes más áridos, formando matas de hasta un metro y medio de alto. Sus hojas, muy sutiles, son muy delicadas y sus flores, agrupadas en umbelas, muestran un bonito color amarillo, abriéndose desde finales de mayo hasta bien entrado el mes de agosto. Los frutos maduran más tarde y están compuestos por pequeñas cápsulas que alojan unas minúsculas semillas de forma ovalada de un aroma extremadamente intenso.

Anemia

Vino medicinal

Ingredientes: 150 g de semillas de hinojo, 1 litro de vino blanco seco o de Jerez dulce.

Las semillas de hinojo pueden adquirirse en una herboristería o bien recogerse en el campo. Poner las semillas a macerar durante unos diez días en el vino. Transcurrido el tiempo establecido, filtrar y consumir el vino a razón de un vasito antes de cada una de las principales comidas.

Asma

Aceite esencial

Se adquiere ya preparado en la farmacia y se vierten unas gotas sobre un terrón de azúcar, que dejaremos que se vaya disolviendo lentamente en la boca. Se trata de un remedio que alivia de inmediato los ataques de asma, la tos y los dolores de estómago; también es útil contra las malas digestiones. Por lo que respecta a la tos obstinada, se aconseja verter unas hojas de esta esencia en una taza de leche caliente y endulzada con miel.

Gases intestinales

Para combatir este trastorno, tomar una cucharadita de vino de hinojo antes de las principales comidas.

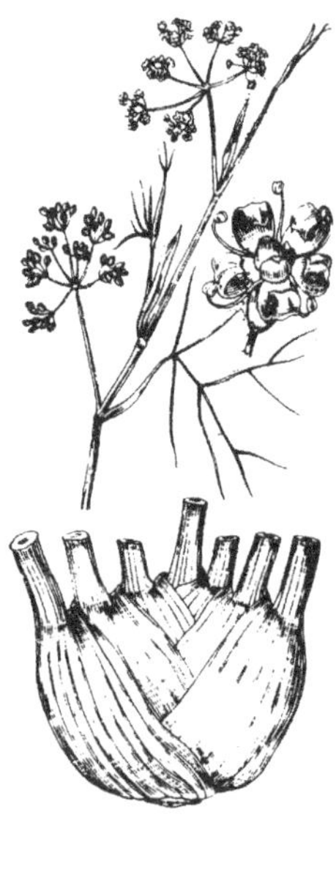

Hisopo

(Hyssopus officinalis)

El hisopo es una plantita que no alcanza más de sesenta centímetros. Es matosa, muy ligera, con hojas sutiles y lanceoladas, flores azules y pequeñas, tubulosas y agrupadas en espigas, de un intenso aroma que recuerda el del alcanfor. El hisopo crece en todas las regiones, tanto en las de montaña como en las costeras; sea como fuere, prefiere los terrenos áridos, pedregosos y expuestos al sol. La floración de esta planta se prolonga durante todo el verano y el otoño bien avanzado y, dado que sus propiedades curativas son muy numerosas, no es raro que se cultive incluso en jardines y huertos. De hecho, las sumidades floridas y hojas tiernas de hisopo, con las que suelen prepararse tinturas, jarabes y vinos medicinales, poseen propiedades calmantes, antiespasmódicas y digestivas.

Catarro bronquial, tos e inflamación

Jarabe

Ingredientes: 1/2 l de agua, 800 g de azúcar, 50 g de sumidades floridas desecadas de hisopo.

Preparar un jarabe con el agua y el azúcar. Hervir a fuego lento hasta que el azúcar se haya disuelto por completo, formando un líquido viscoso. Echar sobre el jarabe todavía caliente las sumidades floridas y desecadas de hisopo, remover y dejar enfriar totalmente. Filtrar el líquido a través de un paño de tela limpio y estrujar bien las flores. Guardar el jarabe en una botella y tomar una cucharada por la mañana en ayunas y otra por la noche, antes de acostarse. El jarabe de hisopo es también un calmante de los nervios, además de la tos persistente de cualquier índole.

Excitación nerviosa e insomnio

Tintura

Ingredientes: 2 litros de alcohol de 60°, 20 g de sumidades floridas de hisopo, 20 g de albahaca, 20 g de menta piperita, 20 g de salvia y 20 g de ajenjo.

Desmenuzar con las manos los distintos ingredientes y verterlos en un frasco hermético junto con el alcohol. Dejar en infusión durante unos veinte días y luego filtrar. Consumir la tintura de hisopo en una taza de manzanilla caliente o tila, o bien en agua caliente con la adición de una corteza de naranja o limón.

Digestión difícil y dolores de estómago

Unas gotas de tintura sobre un terrón de azúcar, o bien disueltas en una taza de manzanilla o agua caliente azucarada.

Vino medicinal

Ingredientes: 1 litro de vino blanco seco, 50 g de sumidades floridas y desecadas de hisopo.

Poner a macerar en el vino las sumidades floridas y desecadas de hisopo durante una semana. Agitar una vez al día y dejar reposar durante un día antes de filtrar a través de un paño colocado sobre un colador forrado con papel adecuado. Tomar una cucharada antes de las principales comidas y otra al final. El vino de hisopo, en la misma dosis, es muy eficaz también contra las flatulencias.

Inapetencia

Un vasito de vino de hisopo, una media hora antes de sentarse a la mesa, constituye un óptimo estimulante del apetito.

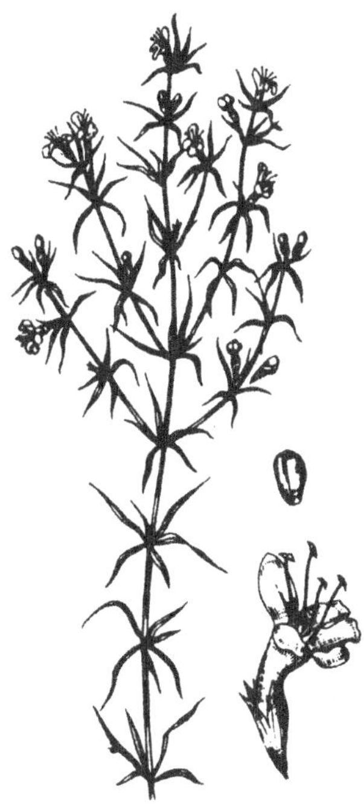

Jabonera

(Saponaria officinalis)

Planta sumamente popular y muy grácil. Se trata de una herbácea perenne, perteneciente a la familia de las cariofiláceas. No alcanza una gran estatura y se caracteriza por poseer unas hojas alargadas y flores agrupadas en ramilletes, con corolas de cuatro pétalos blancos, o rosados, o de un bonito color rosa intenso, e incluso rosa ciclamen.

La raíz de la jabonera, que se adquiere tanto en herbolarios como en droguerías, tiene múltiples usos, (además de ser un excelente detergente), y se emplea para preparar un jarabe y una tintura depurativos, diuréticos y antirreumáticos.

Intoxicación

Jarabe

Ingredientes: 100 g de raíz de jabonera, 1 litro y medio de agua hirviendo, 160 g de azúcar por cada 100 g de líquido.

Cortar la raíz en trocitos, verterla en un frasco con el agua hirviendo, cerrar el recipiente y dejar en infusión la raíz durante al menos seis horas.

Filtrar a través de un colador, pesar y agregar el azúcar en la dosis indicada.

Agitar el jarabe, dejarlo enfriar y tomar unos 50 g por la mañana, en ayunas.

Gota, reumatismos y retención hídrica

Tintura

Ingredientes: 200 ml de alcohol de 60°, 60 g de raíz de jabonera.

Poner en infusión en el alcohol durante cinco días la raíz de jabonera cortada a trocitos. Filtrar la tintura, guardarla en una botellita con tapón cuentagotas y tomar 30 gotas todas las mañanas.

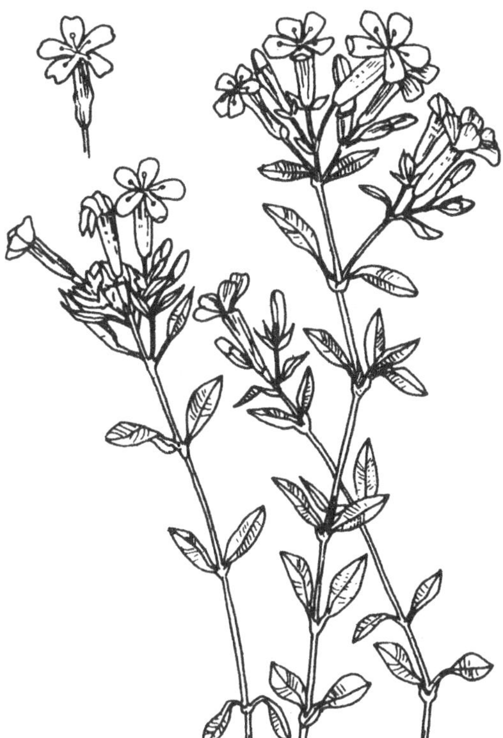

Jazmín amarillo
(Gelsemium sempervirens)

Planta trepadora de la familia de las loganiáceas, de flores venenosas que son de color amarillo, originaria de méxico y china, se importa en pequeñas cantidades y se vende en las herboristerías.

Se utilizan sus raíces, que son venenosas, para obtener una tintura que se puede preparar fácilmente en casa y que presenta propiedades calmantes y sedantes. Sin embargo, por su toxicidad, se recomienda atenerse escrupulosamente a las dosis indicadas o confirmadas por el médico.

Convulsiones, histeria, tos convulsiva

Tintura

Ingredientes: 10 g de raíz de jazmín amarillo desmenuzada, 100 ml de alcohol de 70°.

En un tarro bien tapado, dejar macerar la raíz en 50 ml de alcohol durante cuatro días. Filtrar, exprimir las raíces, guardar el líquido en un frasco y volver a poner las raíces exprimidas en el tarro con otros 50 ml de alcohol. Dejar en maceración otros cuatro días, filtrar y poner el líquido obtenido ahora con el que teníamos guardado. La dosis es de 10 gotas disueltas en un poco de agua.

Lengua de vaca

(Rumex crispus)

Se trata de una plantita herbácea perenne perteneciente a la familia de las poligonáceas.

Se localiza en lugares más bien frescos, umbrosos y húmedos; de todos modos, no es raro encontrarla entre los guijarros, los escombros y los terrenos soleados.

La planta mide entre cuarenta y cincuenta centímetros y se caracteriza por sus hojas grandes y alargadas, así como por sus flores agrupadas en espigas pequeñas. La raíz desecada se usa en preparados a base de vino para paliar los trastornos intestinales y como reconstituyente. Sin embargo, en el primer caso, se recomienda consultar con el médico antes de emplearla, ya que puede ser contraproducente.

Anemia

Vino medicinal

Ingredientes: 15 g de raíz de lengua de vaca pulverizada, 1 litro de vino tinto.

Comprar la raíz de acedera pulverizada en el herbolario, o bien majarla en el mortero hasta reducirla a trocitos diminutos. Verter el vino tinto. Dejar durante siete días en infusión y luego filtrar. Tomar una cucharada de vino antes de las principales comidas.

Limonero

(Citrus limon)

Bellísima planta perennifolia de la familia de las citráceas que crece especialmente en parajes de clima templado. Sus frutos, demasiado conocidos para describirlos, poseen un jugo particularmente agradable y perfumado, rico en vitaminas; asimismo, la corteza del fruto se utiliza para la preparación de un licor y una tintura muy eficaces contra las malas digestiones, gracias a su aceite esencial.

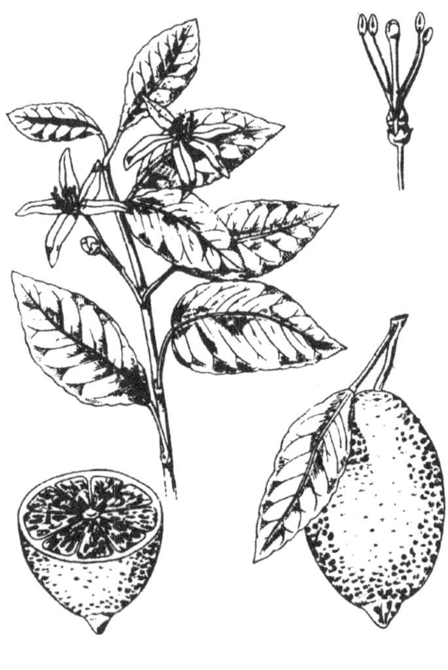

Digestión difícil, calambres estomacales y flatulencias

Tintura

Ingredientes: 50 g de corteza de limón, 100 ml de alcohol de 60°.

Pelar con un cuchillo pelapatatas los limones y preparar 50 g de corteza. Verterla en el alcohol y cerrar bien la botella. Dejar macerar durante ocho días y filtrar estrujando bien las cortezas. Si el líquido resultara un poco turbio, se volvería a filtrar conviene conservarlo en un lugar fresco y seco.

Licor

Ingredientes: 4 limones, 800 ml de alcohol de 60°, 800 g de azúcar y 1 litro de agua.

Verter la corteza de los limones en una botellita con 200 ml de alcohol. Dejar en infusión durante quince días, agitando la botella dos veces al día.

Filtrar con el colador y preparar un jarabe con el azúcar y el agua.

Hervir a fuego lento también las cortezas de limón que han quedado en el colador. Cuando se disuelva todo el azúcar, dejar enfriar por completo el jarabe y filtrarlo una o dos veces. Verterlo en una botella junto con la infusión de alcohol y 600 ml más de alcohol.

Dejar reposar un mes antes de emplear este licor, que es un óptimo digestivo.

Vertido en una taza de agua caliente a razón de una cucharada, añadiendo un poco de miel, constituye un exquisito ponche que se toma contra el resfriado, la ronquera y la gripe.

Manzanilla

(Matricaria chamomilla)

Sin duda, es la reina de las hierbas medicinales, presente en todas las casas y que se puede comprar en herbolarios, farmacias, droguerías e incluso en los supermercados. También es la primera planta medicinal con la que entramos en contacto en nuestra vida, pues esta hierba se administra en infusión a los bebés que sufren nerviosismo o insomnio. Dotada de un aroma intenso y peculiar, la manzanilla crece en todas las regiones, de norte a sur, de manera espontánea en los campos y a lo largo de los senderos, formando vistosas matas salpicadas de numerosas florecillas blancas y amarillas. Es una planta herbácea anual que pertenece a la familia de las compuestas, caracterizada por hojas filiformes y por flores blancas similares a minúsculas margaritas. La floración se produce entre marzo y septiembre.

Sus propiedades terapéuticas son de todos conocidas: tónicas, calmantes, antiespasmódicas, febrífugas, digestivas y antirreumáticas. Se usan las flores desecadas, confeccionadas en bolsitas cerradas o en cajas.

Excitación nerviosa e insomnio

Elixir

Ingredientes: 800 g de azúcar, 800 ml de agua, 200 ml de alcohol de 95°, 100 g de flores de manzanilla, 5 g de corteza desecada de naranja amarga, 2 g de canela.

Disolver el azúcar en el agua, calentando sin que rompa a hervir. Poner a macerar en el alcohol las flores de manzanilla, la corteza desecada de naranja amarga y la canela, durante cinco días, agitando de vez en cuando el recipiente herméticamente cerrado. Transcurrido el tiempo indicado, filtrar el alcohol, y estrujar bien las hierbas que hemos macerado. Agregar este líquido al jarabe. Agitar el recipiente para amalgamar perfectamente la mezcla y dejar reposar el elixir durante unos días. Filtrarlo y tomar media cucharadita disuelta en una taza de agua caliente antes de acostarnos, o bien siempre que nos sintamos nerviosos, excitados o cansados.

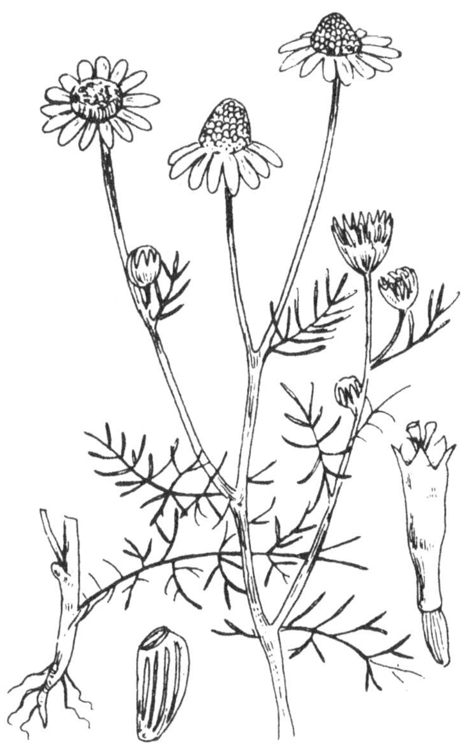

Licor calmante

Ingredientes: 500 ml de alcohol de 60°, un puñado de flores de manzanilla desecadas, 350 ml de agua y 350 g de azúcar.

Verter en un frasco el alcohol y las flores de manzanilla desecadas. Agitar el recipiente y taparlo herméticamente. Dejar en infusión durante cuarenta días, agitando al menos una vez al día el frasco. Transcurrido el tiempo indicado, poner en una cazuela el agua y el azúcar. Llevarlos al fuego removiendo sin cesar con una cuchara de madera y sin dejar que rompa a hervir. En caso de que el azúcar no se disuelva, dejar entibiar el jarabe y volver a colocarlo al fuego. Una vez logrado el jarabe, dejar que se enfríe por completo antes de verterlo en el frasco con el alcohol. Agitar con fuerza el recipiente y filtrar la mezcla primero a través de una tela —estrujando bien las flores— y luego a través de un papel filtrante. Puede tomarse una cucharadita o bien medio vasito como calmante contra el insomnio, el cansancio y la irritación nerviosa.

El elixir y el licor calmante, de los que acabamos de proporcionar las dosis y recetas, son además muy eficaces contra las fiebres por gripe, los dolores neurálgicos y reumáticos.

Digestión difícil

Tintura

Ingredientes: 20 g de manzanilla, 20 g de lirio, 20 g de galanga, 20 g de genciana, 10 g de cálamo aromático, 25 g de canela, 25 g de ajenjo, 30 g de genjibre y 1 litro de alcohol de 90°.

Verter todas las hierbas en el alcohol y dejar macerar

durante un mes, o incluso más. Filtrar el líquido resultante un par de veces y conservarlo en una botella perfectamente cerrada. Tomar 15 gotas disueltas en un poco de agua en caso de mala digestión.

Vino digestivo

Ingredientes: 1 litro de vino blanco seco y 100 g de flores desecadas de manzanilla.

Poner a macerar en el vino las flores desecadas de manzanilla. Transcurridos cinco días, filtrar el líquido y beberlo a cucharadas en caso de digestión dificultosa.

Manzano

(Malus sylvestris)

Hermoso árbol, perteneciente a la familia de las rosáceas, que en primavera se cubre de una abundante floración de flores blancas, levemente perfumadas. Hay numerosas especies de manzano, cuyos frutos son muy sabrosos y nutritivos.

Con las manzanas se puede preparar un jarabe y un vino que benefician al estómago, al intestino y a los bronquios.

Digestión difícil, acidez de estómago y estreñimiento

Vino medicinal

Ingredientes: 1 manzana, 1 cucharadita de azúcar, corteza de limón, 1 vaso y medio de vino tinto.

Pelar la manzana, quitarle el corazón y ponerla a cocer con el azúcar y un trocito de corteza de limón en el vino tinto. Pasar por un cedazo y beber el vino en dos tomas, al acabar la comida principal; es eficaz contra el estreñimiento, la acidez de estómago y la digestión difícil. Como es lógico, podemos preparar una cantidad mayor de vino respetando las proporciones. En tal caso, debemos conservar el recipiente en la nevera y apartar la cantidad necesaria al menos dos horas antes de la toma, con objeto de que el líquido no esté demasiado frío en el momento de consumirlo.

Bronquitis y resfriado

Jarabe

Ingredientes: manzanas, azúcar y agua.

Lavar con esmero unas manzanas y frotarlas con un trapo para eliminar el polvo y los aditivos químicos. Cortarlas en cuartos sin quitar ni el corazón ni la piel, pesarlas y verterlas en un cazo junto con cuatro quintas partes de su peso en agua. Ponerlas a cocer a fuego lento y pasarlas a través de una servilleta, que estrujaremos al máximo. Verter el resultado en una cazuela, agregando treinta gramos de azúcar por cada litro de líquido y cocerlo de nuevo todo, a fuego lento, durante unos quince minutos. Dejar enfriar y conservar este jarabe en un frasco o tazón en la nevera. Para combatir las inflamaciones de los bronquios, verter una o dos cucharadas de jarabe en una taza de agua muy caliente o de infusión de tila, y beber justo antes de acostarnos.

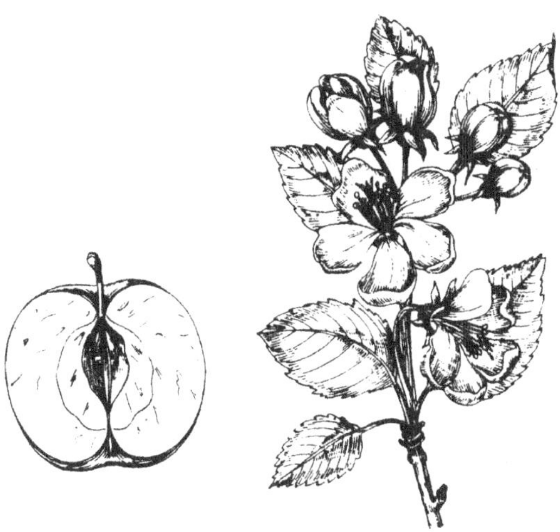

Marrubio

(Marrubium vulgare)

Esta planta pertenece a la familia de las labiadas y es una herbácea perenne, muy perfumada, de entre cuarenta y cincuenta centímetros de alto. Sus hojas son aterciopeladas y plateadas y las flores, blancas, se abren en la axila de las hojas y frutos que maduran en otoño. Toda la planta desprende un aroma almizclado muy intenso. Crece en todas las regiones, aunque preferentemente en los parajes montañosos, donde el terreno es más árido y seco. Posee propiedades tónicas, digestivas y descongestionantes. Del marrubio se emplean las sumidades floridas y las hojas tiernas desecadas, de venta en herbolarios.

Anemia

Vino medicinal

Ingredientes: 50 g de sumidades floridas y desecadas de marrubio, 1 litro de vino blanco seco y 5 g de melisa desecada.

Mezclar ambas hierbas, desmenuzarlas un poco y verterlas luego en el vino. Dejar en infusión durante unos diez días, agitando la botella cada día. Al noveno día, dejar en reposo y, al día siguiente, filtrar. Tomar una cucharadita antes de empezar la comida principal.

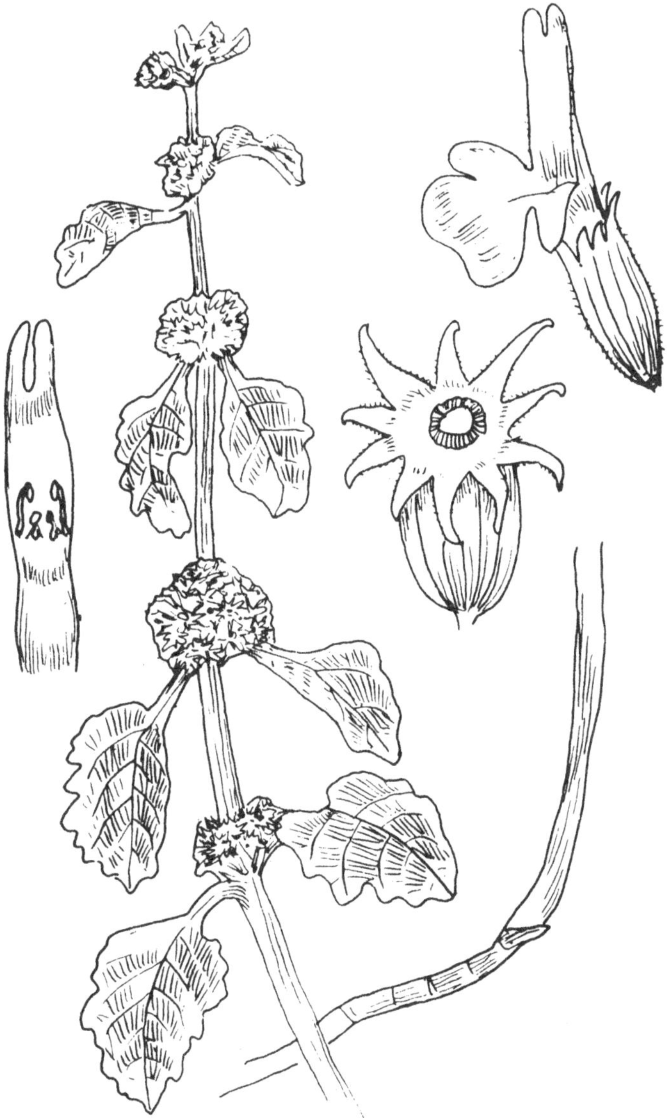

Gripe y fiebre

Tintura

Ingredientes: 20 g de sumidades floridas y desecadas de marrubio, 200 ml de alcohol de 70°.

En un frasco hermético, verter las sumidades floridas y desecadas de marrubio junto con el alcohol. Dejar en infusión durante cinco días, filtrar con un papel adecuado y estrujar bien las flores. Guardar el líquido en una botellita con tapón cuentagotas y emplear la tintura a razón de 10 gotas, unas tres o cuatro veces al día. Contra la gripe y la fiebre por enfriamiento, verter 10 gotas de la tintura en una taza de infusión de manzanilla o tila bien caliente y endulzada con miel.

Inapetencia

Vino medicinal

Ingredientes: 1/2 litro de vino de Jerez dulce al huevo, 1/2 litro de vino blanco seco, 50 g de sumidades floridas de marrubio, 5 g de melisa, 5 g de corteza de quino desecada.

Mezclar el vino de Jerez dulce y el blanco seco. Agregar las sumidades floridas de marrubio, la melisa y la corteza de quino. Dejar en infusión durante diez días y filtrar. Se beberá un vasito de este vino, media hora antes de las principales comidas: además de ser un tónico muy eficaz contra la inapetencia, resulta también un extraordinario energético.

Melisa

(Melissa officinalis)

Además de su nombre botánico, esta hierba recibe muchos otros con los que se la conoce: cidronela, toronjil, citronera, bergamota, etc. Sus hojas, que como el resto de la planta están recubiertas de una vellosidad muy erizada, desprenden un perfume que recuerda vagamente el del limón. La melisa pertenece a la familia de las labiadas; es una hierba perenne, de no más de ochenta centímetros de alto. Sus hojas son pequeñas y segregan un aceite aromático. Las flores, dispuestas en ramilletes, poseen un color blanco amarillento y se abren de mayo a junio. Los frutos maduran en otoño. Las sumidades floridas y las hojas tiernas desecadas se hallan con facilidad en herbolarios y poseen propiedades calmantes. El vino de melisa combate las digestiones difíciles.

Excitación nerviosa e insomnio

Tintura

Ingredientes: 100 ml de alcohol de 70°, 20 g de sumidades floridas desecadas de melisa.

Verter las sumidades floridas y desecadas de melisa, un poco desmenuzadas, en una botella con el alcohol. Dejar durante cinco días en infusión, filtrar y conservar la tintura en una botella con tapón cuentagotas. Verter 10 gotas en una taza de agua caliente azucarada, o en una infusión de manzanilla. En este último caso, si se toma la tintura de melisa antes de dormir, se gozará de un sueño reposado y tranquilo.

Digestión difícil

Vino digestivo

Ingredientes: 1 litro de vino blanco seco, 60 g de sumidades floridas y desecadas de melisa.

Verter las sumidades floridas y desecadas de melisa en una botella con el vino. Dejar en infusión durante un mínimo de veinticuatro horas. Filtrar estrujando bien las flores y conservar el vino en una botella. Como prevención contra las digestiones difíciles, tomar una cucharadita al finalizar las comidas.

Licor

Ingredientes: 2 puñados de hojas frescas de melisa, 1 litro de alcohol de 90° y 300 g de azúcar.

Lavar dos puñados de hojas frescas de melisa bajo el chorro del grifo y, tras secarlas bien, ponerlas a remojar durante una hora. Sacudirlas bien, dejarlas secar al aire libre y verterlas en un recipiente alargado con cierre hermético junto con el alcohol. Dejar en infusión durante todo un día y, mientras tanto, preparar un jarabe cociendo durante unos minutos, y espumando, el azúcar con el agua suficiente para cubrirlo.

Una vez frío el jarabe, añadirlo al alcohol ya filtrado, agitar la botella, dejarla reposar un día y luego filtrar con un papel adecuado.

El licor de melisa, tomado a cucharaditas o medio vasito, está indicado para combatir las digestiones difíciles, largas y aparatosas.

Este mismo licor puede constituir un excelente calmante en casos de nerviosismo y de insomnio. Verter medio vasito en una taza de agua caliente y ligeramente azucarada, y tomarlo por la noche antes de acostarnos.

Licor aromático

Ingredientes: 70 hojitas de melisa, 1/2 litro de alcohol de 90°, corteza de limón, 500 g de azúcar y 500 ml de agua.

Poner a remojar las hojitas de melisa durante una hora y luego lavarlas bajo el chorro del grifo. Dejar que escurran y secarlas al aire libre. Verterlas en un frasco junto con el alcohol y la corteza rallada de un limón. Dejar en infusión durante diez días. Preparar un jarabe, hirviendo el azúcar con un peso equivalente de agua. Espumar. Dejar enfriar el jarabe y añadirlo al alcohol. Esperar unos cinco días antes de filtrar un par de veces este licor aromático que, además, habrá adquirido un bonito color verde. Está indicado contra la mala digestión y se toma a cucharaditas después de las comidas.

Membrillo

(Cydonia oblonga)

Muy popular en nuestro país, el membrillo, que pertenece a la familia de las rosáceas, es originario de Asia. Sus frutos, semillas y piel poseen propiedades emolientes, astringentes y calmantes.

Inflamación de la garganta y tos

Jarabe

Ingredientes: membrillos, agua y azúcar.

Lavar bien los membrillos, sin pelarlos y secarlos. Ponerlos a cocer, cortados a cuartos y procurando que no pierdan las semillas, en suficiente agua para que no se peguen al fondo de la cazuela. Mientras cuecen, agregar abundante azúcar y, en cuanto se deshagan los frutos, dejar enfriar la mezcla y pasarla por el cedazo.

Recoger el jarabe en un frasco y ponerlo en un lugar, a ser posible, fresco.

El jarabe se puede tomar en muchos casos: a cucharaditas (una o dos) para calmar la tos persistente y violenta; agregado a una taza de agua muy caliente, en cambio, es ideal contra la bronquitis y el resfriado incipiente; con agua tibia, sirve para efectuar gargarismos contra las inflamaciones de la garganta.

Licor

Ingredientes: 1 litro de aguardiente, 7 membrillos, 250 g de azúcar y 150 ml de agua.

Verter en un recipiente grande de vidrio el aguardiente y las pieles, cortadas en tiras no demasiado finas, de los membrillos. Dejar las pieles en infusión durante seis semanas, como mínimo, agitando de vez en cuando el recipiente. Preparar un jarabe con el azúcar y el agua, hirviendo a fuego muy lento hasta que el azúcar se disuelva por completo. Si el líquido resultara demasiado denso, agregar un poco de agua. Dejar enfriar el jarabe y verterlo luego en una botella junto con el aguardiente filtrado. Agitar la botella y guardarla. Esperar unas semanas antes de consumir el licor de membrillo que, dotado de un aroma muy delicado, constituye un óptimo remedio contra el resfriado y la tos.

Menta

(Mentha piperita)

La menta es una plantita perenne de la familia de las labiadas, con tallo y hojas muy verdes y levemente pilosas. Nunca supera la altura de sesenta centímetros, y crece de manera espontánea por doquier y en cualquier clima.

Además de sus usos medicinales, también se emplea en la preparación de algunos platos de cocina. La menta posee cualidades tónicas, calmantes, digestivas y refrescantes. Las hojas de menta desecadas pueden adquirirse en herbolarios, farmacias, droguerías e incluso en verdulerías.

Mal aliento

Vino medicinal

Ingredientes: 1 litro de vino blanco seco, 30 g de hojas frescas de menta y esencia de menta.

Verter en el vino blanco las hojas frescas de menta y unas gotas de esencia. Al cabo de cuarenta y ocho horas en infusión, filtrar el vino, guardarlo en una botella y utilizarlo para hacer enjuagues bucales varias veces al día.

Asimismo, contra el mal aliento, puede tomarse un poco de esencia de menta diluida en un vasito de agua.

Digestión difícil

Tintura

Ingredientes: hojas frescas de menta, 1/2 litro de alcohol de 60°, 180 g de azúcar y 120 ml de agua.

Poner en remojo un puñado de hojas frescas de menta durante unas horas, lavarlas bajo el chorro del grifo, dejarlas escurrir y secar al aire libre. Machacarlas un poco y verterlas en una botella junto con el alcohol. Dejar macerar las hojitas de menta durante cinco días, como mínimo. Al quinto día, prepararemos un jarabe hirviendo a fuego lento el azúcar en el agua. En cuanto el azúcar se haya disuelto por completo, retirar el cazo del fuego y dejar que el jarabe se enfríe. Filtrarlo con un trozo de algodón, agregarlo al alcohol ya filtrado y agitar la botella para mezclar los ingredientes. Si la tintura tuviera un aspecto demasiado turbio, volver a filtrar con un papel adecuado.

Licor digestivo n.º 1

Ingredientes: 50 g de hojas de menta desecadas, 600 ml de alcohol de 60°, 335 g de azúcar y 165 ml de agua.

Verter las hojas de menta desecadas en una botella con el alcohol. Al cabo de una semana, preparar un jarabe con el azúcar y el agua. El jarabe debe hervir lentamente y, en cuanto el azúcar se haya disuelto por completo, retirar el cazo del fuego y esperar a que se enfríe. Filtrarlo con un pedazo de algodón hidrófilo, filtrar también el alcohol y mezclar ambos líquidos, agitando bien.

Dejar una hora en reposo y, si el licor fuera demasiado turbio, filtrar de nuevo con un papel adecuado.

Licor digestivo n.º 2

Ingredientes: 1 litro de alcohol de 60°, 50 g de hojas de menta frescas, 2 g de semillas de anís, 150 g de azúcar y 120 ml de agua.

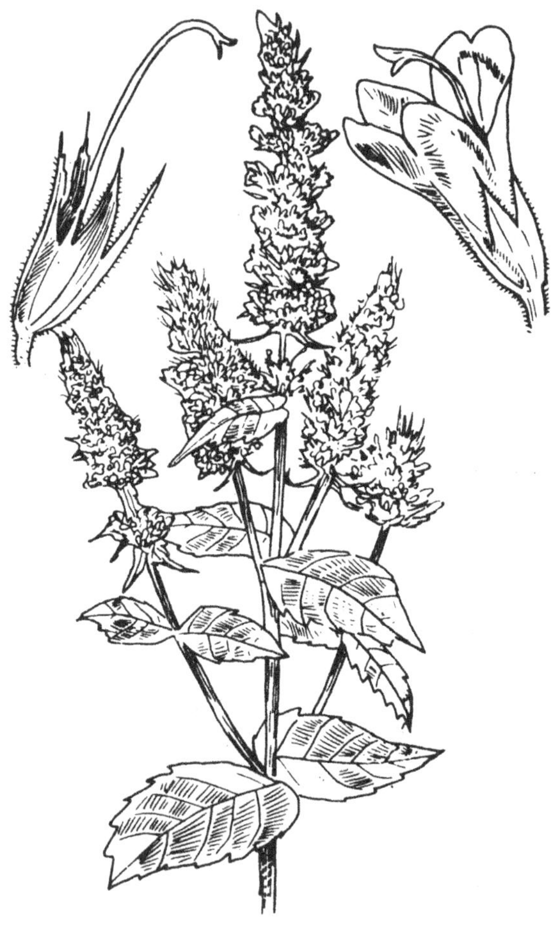

Verter en una botella el alcohol, las hojas frescas de menta y las semillas de anís. Tapar bien y agitar enérgicamente. Dejar macerar durante diez días, agitando el recipiente una o dos veces al día, excepto el último, en que el alcohol deberá permanecer en reposo. Preparar un jarabe con azúcar y agua, dejarlo enfriar, filtrarlo y agregarlo al alcohol ya filtrado.

Ambos licores son digestivos y se puede tomar un vasito de cualquiera de ellos cuando sintamos el estómago pesado. Se obtiene el mismo resultado añadiendo una cucharadita de uno de estos licores en una taza de agua muy caliente.

Además, ambos licores, al combatir la sed, pueden ser utilizados durante el verano como refrescantes: bastará con añadirles agua con hielo o sifón.

Inflamación de la garganta

Jarabe

Ingredientes: 50 ml de alcohol de 90°, 20 hojas frescas de menta, 80 ml de agua y 130 g de azúcar.

Poner las hojas de menta a macerar en el alcohol durante un par de días. Transcurrido este tiempo, filtrar, estrujando bien las hojas. Preparar el jarabe con el azúcar y el agua, dejarlo enfriar, filtrarlo y añadirlo al alcohol.

Este jarabe, rebajado con agua o sifón, resulta un buen refresco. Mezclado con agua tibia, sirve para realizar gargarismos, un remedio contra las inflamaciones de garganta.

Naranjo amargo

(Citrus aurantium)

El naranjo, tanto en sus variedades dulces como amargas, es un árbol perennifolio perteneciente a la familia de las rutáceas, demasiado popular como para describirlo. Procede de las Indias orientales y se cultiva en los países cuyo clima es templado y el sol brilla varios meses al año.

Con las flores desecadas del naranjo y con la corteza del fruto, se preparan licores y tinturas muy efectivos contra los trastornos estomacales, los dolores causados por un mal funcionamiento del intestino, la excitación nerviosa, la inapetencia y la tos.

Calambres y dolores estomacales

Tintura

Ingredientes: 30 g de corteza de naranja desecada (sólo la parte amarilla) y 100 ml de alcohol de 80°.

Trocear la corteza desecada y verterla con el alcohol en un frasco. Cerrar herméticamente el recipiente y dejar en infusión durante quince días. Filtrar bien y guardar el líquido en una botellita con tapón cuentagotas. Para combatir los calambres y los dolores estomacales o intestinales, verter 30 gotas de la tintura en una tacita de agua caliente ligeramente endulzada con miel.

Inapetencia

Licor tónico

Ingredientes: 30 g de flores de azahar desecadas, 1 litro de alcohol de fruta, 1 litro de agua de azahar (de venta en farmacias), 1 litro de agua y 1 kg de azúcar.

Verter el alcohol en una botella con el cuello largo y añadir las flores desecadas. Dejarlas en infusión durante un mínimo de veinticuatro horas; filtrar, estrujar las flores y agregar el agua de azahar.

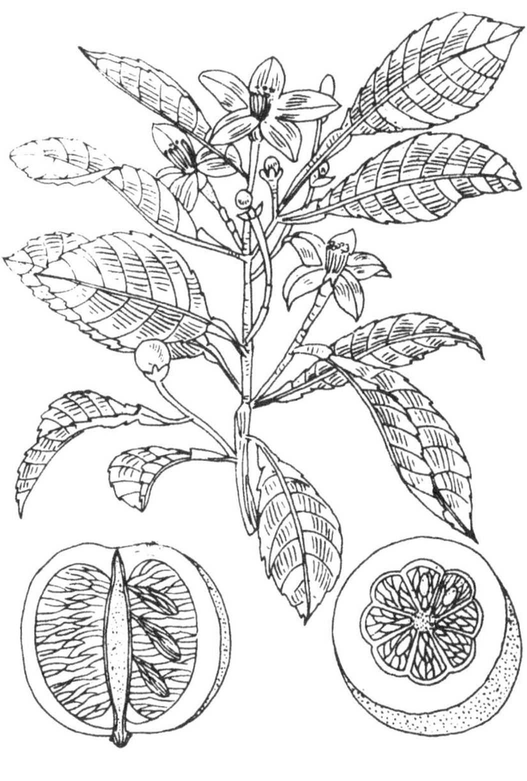

Mientras tanto, disolver el azúcar en el agua previamente entibiada, removiendo de vez en cuando con una cuchara de madera. Hervir a fuego lento, si es necesario. Cuando el azúcar se haya disuelto por completo, dejar enfriar el jarabe y filtrarlo antes de añadirlo al resto de ingredientes, después hay que agitar bien la botella y dejar en reposo el licor durante un día entero.

Volver a filtrar, esta vez con papel adecuado, y conservar en una botella bien cerrada, que debe guardarse en un lugar fresco y seco. La dosis indicada es de una cucharada antes de las principales comidas.

Digestión difícil

Licor n.º 1

Ingredientes: 50 g de corteza de naranjo amargo, 1 g de canela en polvo, 1 g de clavo pulverizado, 500 ml de alcohol de 90°, 500 g de azúcar muy fino y agua.

Verter todos los aromas en el alcohol y dejarlos macerar durante ocho o nueve días. Filtrar el líquido, estrujando bien el papel filtrante. Añadir el azúcar (si no es lo bastante fino, pulverizarlo con el molinillo de café) diluido en el agua necesaria para disolverlo. Antes de verter el jarabe en el alcohol, dejarlo enfriar por completo.

Agitar el líquido una vez al día y, al cabo de una semana, filtrar el licor.

Medio vasito basta para resolver una digestión que se presente difícil.

También puede prepararse un óptimo elixir añadiendo una cucharadita de este licor en una taza de agua muy caliente y ligeramente endulzada con miel.

Licor n.º 2

Ingredientes: 1/2 litro de agua, 1/2 litro de alcohol de 90°, 500 g de azúcar, la corteza (sólo la parte amarilla) de 4 naranjas y de 2 limones.

Trocear las cortezas muy finas y verter todos los ingredientes juntos en un frasco o garrafa. Tapar bien el recipiente y dejar la mezcla en infusión durante cuatro días. Agitar con fuerza el contenido en todas direcciones, al menos dos veces al día. Filtrar y conservar el licor en una botella.

Este licor, muy fácil de preparar, es uno de los más eficaces contra la mala digestión, aunque también resulta excelente en la preparación de un ponche contra los enfriamientos.

Níspero

(Mespilus germanica)

La planta del níspero pertenece a la familia de las rosáceas. No alcanza un gran tamaño, si bien posee un aspecto muy elegante y distinguido. Sus hojas son de color verde brillante y sus frutos, amarillos y pulposos, maduran durante el otoño.

Crece espontáneamente en todas partes, aunque también se cultiva en huertos y jardines; se adapta con facilidad a los climas no muy benignos.

Los cuescos del fruto son astringentes, diuréticos y estomacales.

Retención hídrica

Vino medicinal

Ingredientes: dos docenas cuescos de nísperos, 1 litro de vino blanco seco.

Poner a desecar a la sombra los cuescos de los nísperos. Coger un puñado y molerlos en el molinillo eléctrico. Es aconsejable emplear un aparato nuevo para evitar que el intenso aroma del café se trasmita a los cuescos. Una vez reducidos a polvo, verterlos en el vino, dejándolos en infusión durante un día. Filtrar el líquido y guardar en una botella. Se toma un vasito por la mañana y otro por la tarde.

Digestión difícil

Licor

Ingredientes: cuescos frescos de níspero, 1 litro de alcohol de 90°, 670 g de azúcar y 330 ml de agua.

Poner en una sopera un puñado de cuescos de nísperos frescos y lavarlos con esmero; dejarlos secar al aire libre y majarlos con el mortero. Verter el puré en el alcohol y dejar que macere durante cuarenta y ocho horas. Filtrar el líquido y, mientras pasa por el papel filtrante, preparar un jarabe del modo habitual, hirviendo azúcar y agua. Dejar enfriar el jarabe, filtrarlo a través de un pedazo de algodón y mezclarlo con el alcohol ya filtrado. Dejar reposar el licor durante uno o dos días y, en caso necesario, filtrarlo otra vez.

Este licor sirve para resolver una digestión difícil; basta con beber un vasito o verter una cucharadita en una taza de agua caliente azucarada.

Nogal

(Juglans regia)

Se trata de un árbol cuya altura puede alcanzar hasta los quince metros, e incluso más. Sus hojas son muy hermosas, verdes y olorosas. Los frutos y las hojas desecadas poseen unas propiedades terapéuticas extraordinarias. De hecho, con ellos se prepara un vino medicinal y varios licores digestivos.

Ictericia

Vino medicinal

Ingredientes: 25 g de hojas desecadas, 1 litro de vino blanco.

Desmenuzar las hojas de nogal y verterlas en una botella con el vino blanco seco. Agitarla con fuerza y dejar en infusión durante dos días enteros. Filtrar y conservar el vino en una botella. Tomar un vasito al finalizar las comidas.

Digestión difícil

Licor n.º 1

Ingredientes: 500 g de nueces verdes y tiernas, 500 ml de alcohol de 60°, 500 ml de agua, 4 clavos, 4 g de corteza de canela, 10 semillas de hinojo, pétalos de rosas rojas desecados.

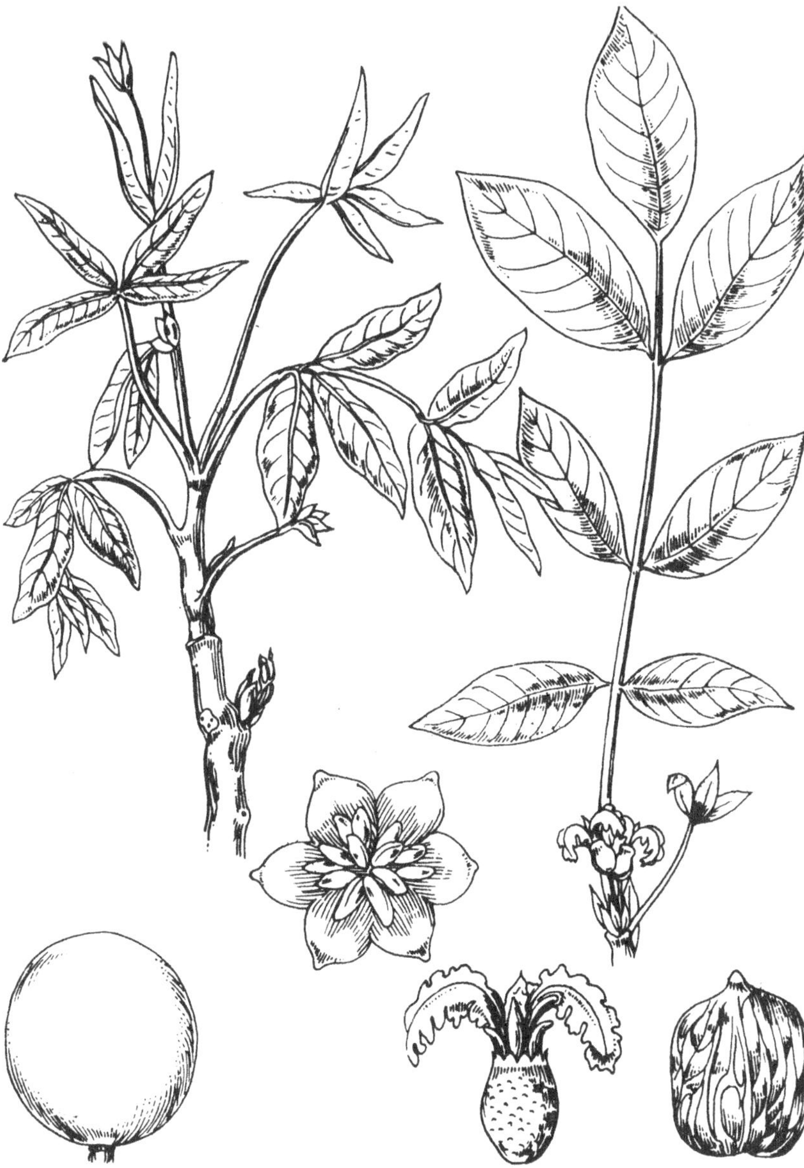

Verter en un frasco de vidrio, con cierre hermético, las nueces verdes, el alcohol y el agua. Cerrar el recipiente, agitar bien y dejar reposar durante cuarenta y cinco días las nueces, exponiéndolas al sol y guardándolas dentro de casa durante la noche. Transcurrido el tiempo establecido, verter en el frasco los clavos, la corteza de canela, las semillas de hinojo y una pizca de pétalos de rosas rojas desecados. Agitar la mezcla y dejarla reposar a la sombra durante cuatro o cinco días más. Filtrar y embotellar. Este licor supone un excelente remedio contra la pesadez de estómago. Tomarlo con moderación: un vasito antes de las principales comidas.

Licor n.º 2

Ingredientes: 2 litros de aguardiente, 60 g de nueces verdes, 5 g de macis (la piel de la nuez moscada), 5 g de canela, 5 clavos y 2 kg de azúcar.

Majar en el mortero las nueces verdes, el macis, la corteza de canela y los clavos. Mezclarlo con el aguardiente en un frasco de vidrio y dejar durante cinco días. Filtrar con papel adecuado. Verter el licor filtrado junto con el azúcar. Agitar con fuerza para que el azúcar se disuelva y repetir la misma operación durante diez días, dos veces al día. Una vez se haya disuelto el azúcar por completo, filtrar de nuevo el licor y guardarlo en una botella. Tomar un vasito contra las malas digestiones.

Licor de san Juan

Ingredientes: 39 nueces verdes con el ruezno, 10 clavos, corteza de limón, canela, 2 litros de aguardiente, 400 ml de agua y 1 kg de azúcar.

Recolectar el día de san Juan (24 de junio) treinta y nueve nueces verdes con su ruezno. Las nueces deben recolectarse directamente del árbol, y no de las que han caído al suelo; además, deben tener un buen aspecto y estar limpias, sin marcas ni rastros de insectos.

Cortarlas en cuatro trozos y verterlas en un frasco o garrafa con los clavos, un trocito de canela, la corteza de un limón (sólo la parte amarilla) y el aguardiente. Agitar el recipiente durante un buen rato y exponerlo al sol cuarenta días (guardándolo dentro de casa por la noche, sobre todo si amenaza tormenta). Así, llegaremos al 3 de agosto. Preparar un jarabe hirviendo agua con azúcar a fuego muy lento, hasta que se disuelva por completo. Dejar enfriar el jarabe, filtrar el licor y mezclar ambos líquidos. El licor de san Juan ya está listo para ser consumido en vasitos, sobre todo cuando la digestión se presente lenta y difícil.

Licor reciclado

Ingredientes: 1 litro de vino blanco seco, 1/2 litro de Jerez dulce, 1 kg de azúcar y 400 ml de agua.

Verter en un frasco de vidrio el vino blanco y el de Jerez dulce, junto con todo lo que ha sobrado tras filtrar el licor de san Juan. Dejar la mezcla en infusión cuarenta días, exponiendo el recipiente al sol durante el día y guardándolo por la noche. Preparar un jarabe con el azúcar y el agua y seguir las indicaciones de la receta del licor n.º 1. El resultado será, sin duda alguna, un licor mucho más suave, pero que, precisamente por este motivo, puede ser degustado por quien, aun necesitándolo para combatir la mala digestión, aborrece los licores muy alcohólicos.

Ortiga

(Urtica dioica)

La ortiga es una planta herbácea perenne que pertenece a la familia de las urticáceas. Es demasiado conocida y popular como para que precise descripción; la planta crece fácilmente a lo largo de los senderos, entre guijarros y escombros, en setos, prados y bosques. Sus hojas, recubiertas de una vellosidad erizada, contienen ácido fórmico, que provoca una erupción cutánea muy dolorosa al tocar la planta. La ortiga está dotada también de virtudes terapéuticas que ya conocían los hombres de la antigüedad. Entre otras numerosas propiedades, la ortiga es calmante, descongestionante y astringente.

Hemorroides

Jarabe

Ingredientes: 2 o 3 kg de sumidades de ortiga, miel.

Recolectar una buena cantidad de sumidades de ortiga, es decir, las hojas más tiernas y verdes. Limpiarlas de toda impureza, lavarlas bajo el chorro del grifo rápidamente o ponerlas en remojo si están llenas de polvo. Dejarlas escurrir por completo sobre un trapo de cocina para que se sequen al aire, sin permitir que se marchiten. Echarlas en un cazo sin agua, ponerlo al fuego y retirarlo pasado un minuto. Apagar el fuego, remover las hojas de ortiga y dejar que se enfríen por completo. Verterlas sobre un paño, que retorceremos para aprovechar todo el jugo. Recoger este líquido en un tazón que habremos pesado previamente. Volver a pesarlo con el jugo, para poder deducir su peso; agregar una cantidad equivalente de miel, remover bien y verter el jarabe en un frasco. Mantenerlo en un lugar fresco (durante no más de dos días) y beber tres cucharaditas al día hasta eliminar las dolorosas inflamaciones que provocan las hemorroides.

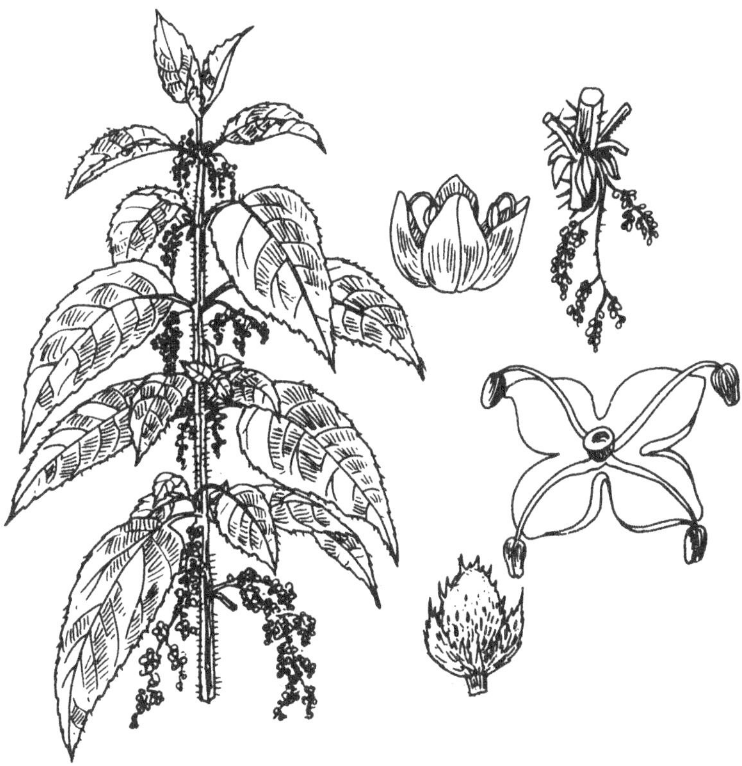

Diarrea

Tintura

Ingredientes: 10 g de extracto de ortiga, 40 ml de alcohol de fruta de 40°.

Comprar el extracto de ortiga en un herbolario o en la farmacia. Verterlo en una botella junto con el alcohol de fruta. Dejar reposar los ingredientes durante al menos cinco días; filtrar luego la tintura, que conservaremos en una botellita con tapón cuentagotas. Tomar 20 gotas cada día hasta que desaparezca este molesto trastorno.

Pasionaria
(Passiflora incarnata)

Planta trepadora, perteneciente a la familia de las pasifloráceas, originaria de Brasil. La pasionaria posee unas magníficas flores de tonos delicados de amarillo y lila; los estambres, pistilos y pétalos tienen una forma que evocan vagamente martillos, clavos y coronas de espinas; de ahí procede su nombre popular.

No es difícil hallar esta magnífica planta en las verjas de las villas y de las casas de campo pues, además de sus notables propiedades terapéuticas, es muy decorativa. Consumida en forma de tintura, es un calmante eficaz e inocuo. Para preparar la tintura deben emplearse las flores acabadas de cortar. En este sentido, es muy útil poseer una planta de pasionaria y asegurarse de no confundirla con otras especies venenosas.

Excitación nerviosa e insomnio

Tintura

Ingredientes: 20 g de flores frescas, 100 ml de alcohol de 60°.

Poner en remojo las flores frescas durante una hora para que pierdan el polvo que pudieran haber recogido; escurrirlas a conciencia. Secarlas al aire libre, trocearlas y verterlas en una botella con el alcohol. Dejarlas en infusión durante una semana, más o menos, filtrar luego el líquido y conservarlo en una botellita con tapón cuentagotas.

Esta tintura se puede tomar de dos maneras: 20 gotas sobre un terrón de azúcar (un par de veces al día), en caso de excitación nerviosa y cansancio que impidan el reposo; o bien tomar 30 gotas en una taza de manzanilla o tila, caliente y azucarada. Beber esta infusión antes de acostarse permitirá gozar de un sueño tranquilo y sereno.

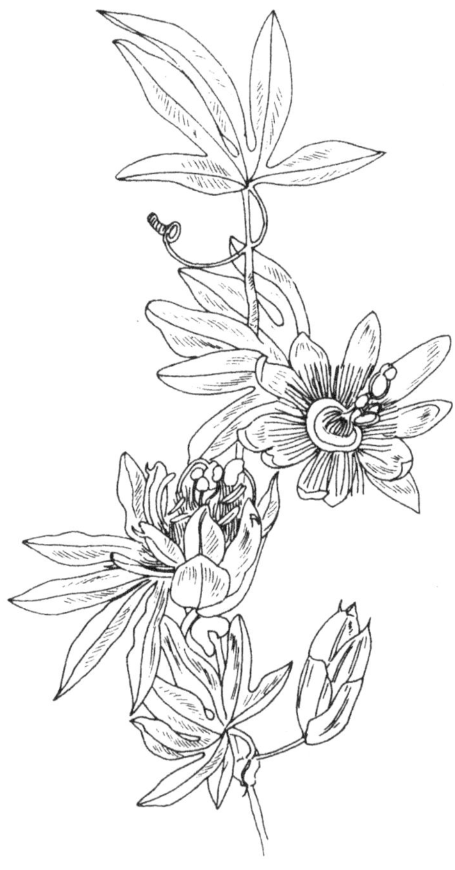

Pino albar

(Pinus sylvestris)

Es un árbol elegante que alcanza notables alturas (entre veinticinco y treinta metros). Pertenece a la familia de las pináceas y posee unas hojas aciculares de un color verde intenso. Esbelto y descollante en el cielo, embellece el relieve de las zonas montañosas. Con el resinoso aroma que desprende, la planta purifica el aire en que crece. No es extraño pues, que las clínicas en que se tratan pacientes con problemas de bronquios y pulmones se construyan preferentemente en zonas de pinedas.

Las yemas del pino albar son útiles para curar numerosos achaques y se pueden adquirir en herbolarios. La recolección de las yemas de los árboles no es aconsejable si no poseemos cierta práctica, ya que podemos comprometer seriamente e incluso impedir el armónico desarrollo de las plantas, por lo que convendrá encargarla a una persona preparada o comprarlas.

Retención hídrica

Vino medicinal

Ingredientes: 60 g de yemas de pino, 1 litro de vino blanco seco.

Verter las yemas de pino en el vino. Dejar macerar durante una semana, más o menos, y filtrar el líquido; dejarlo reposar durante uno o dos días antes de consumirlo. Beber tres o cuatro vasos durante todo el día. Se puede sustituir el vino por cerveza clara.

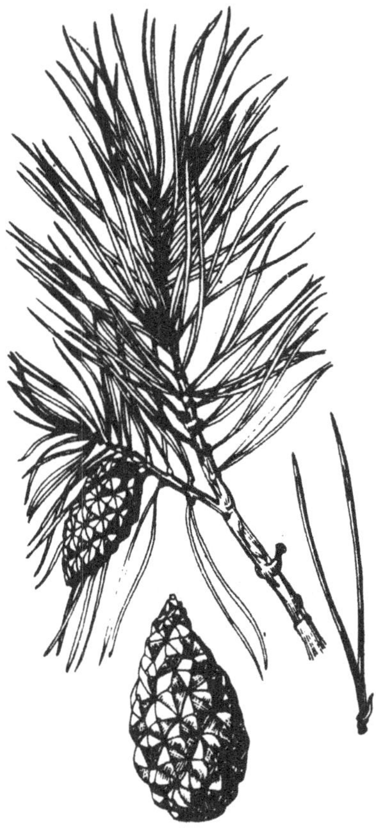

Dolores reumáticos

Jarabe

Ingredientes: 100 ml de alcohol de 60°, 100 g de yemas de pino, 1 litro de agua y 800 g de azúcar.

Poner a macerar durante cinco días en el alcohol las yemas de pino. Mientras tanto, preparar un jarabe hirviendo lentamente el agua con el azúcar. Dejar enfriar el jarabe por completo. Filtrar el alcohol, agregar el jarabe, mezclar, dejar reposar durante un día y filtrar de nuevo si el líquido mostrara un aspecto demasiado turbio. Beber cuatro vasitos cada día de este jarabe de pino para combatir, prevenir y curar los dolores reumáticos.

Piretro

(Pyrethrum parthenium)

Es una plantita herbácea que pertenece a la familia de las compuestas, caracterizada por un suave aroma que desprenden sus hojas, largas y ovaladas, ligeramente dentadas. Las sumidades floridas y las hojas desecadas se adquieren en herbolarios. La guinda constituye un óptimo vermífugo.

Parásitos intestinales

Vino medicinal

Ingredientes: 100 g de sumidades floridas de piretro, 1 litro de vino blanco seco.

Adquirir las sumidades floridas de piretro y ponerlas a macerar en el vino. Dejar la botella al sol, si es posible, durante tres días. Suministrar el vino, filtrado, a razón de un vasito durante las comidas, hasta que desaparezca el problema.

Polígala

(Polygala amara)

Plantita herbácea, perteneciente a la familia de las poligaláceas, que no supera los setenta centímetros de altura.

Crece de manera espontánea en las montañas y en parajes muy húmedos y umbrosos. En primavera, se abren sus florecillas elegantes y gráciles, agrupadas en espigas terminales y de un hermoso color azul violáceo.

De esta planta, se recolectan las raíces, ya que poseen propiedades descongestionantes y expectorantes. Los remedios empleados para curar bronquitis y toses obstinadas son muy antiguos y populares.

Tos nerviosa, tos persistente y tos ferina

Jarabe

Ingredientes: 10 g de raíz de polígala, 120 ml de agua y 200 g de azúcar.

Adquirir la raíz, cortarla a trocitos pequeños y ponerla a macerar doce horas en cuarenta mililitros de agua fría. Colarla, conservar el líquido en un tazón y poner de nuevo las raíces en remojo en ochenta mililitros de agua. Dejarla así durante unas horas; filtrar y mezclar ambos líquidos en una cazuelita junto con el azúcar. Hervir a fuego muy lento durante dos minutos, dejar enfriar y transvasar el jarabe a una botella.

Conviene tomar una cucharadita, fuera de las comidas, varias veces al día. Este jarabe, descongestionante de las inflamaciones bronquiales provocadas por la tos, favorece también la eliminación del catarro.

Potentila

(Potentilla erecta)

Plantita herbácea perteneciente a la familia de las rosáceas. Sus tallos son levemente pilosos, las hojitas ovaladas y dentadas, y las flores pequeñas y de un intenso color amarillo. Crece de manera espontánea en los parajes húmedos y frescos de todas las zonas montañosas y colinarias del norte peninsular. La potentila se utiliza para curtir pieles.

El rizoma, que se adquiere en herbolarios, es un astringente muy eficaz.

Diarrea

Vino medicinal

Ingredientes: 1 litro de vino blanco seco o de Jerez dulce, 70 g de rizoma de potentila.

En un frasco o garrafa verter el vino blanco o el Jerez dulce. Agregar el rizoma de potentila cortado a trocitos y dejarlo en infusión durante ocho días. Filtrar el líquido, conservarlo en una botella y beberlo a razón de un vasito al finalizar las principales comidas.

Este vino, además de un astringente intestinal, es un eficaz reconstituyente.

Puerro

(Allium porrum)

El puerro es una hortaliza que pertenece a la familia de las liliáceas. Es muy conocido y empleado en la cocina ya que, a diferencia de la cebolla, tiene un sabor y un perfume mucho más delicados y se presta a la preparación de auténticas exquisiteces.

Además de estas cualidades, el puerro posee también propiedades diuréticas nada desdeñables. De esta planta se utilizan las semillas.

Retención hídrica

Vino medicinal

Ingredientes: 4 g de semillas de puerro, 1 litro de vino blanco seco.

Adquirir en el herbolario las semillas de puerro y ponerlas en infusión durante cinco o seis horas en el vino blanco. Filtrar el líquido, conservarlo en una botella y consumir entre dos y cuatro vasitos al día, en función de las necesidades que pueda tener cada uno.

Pulsatila

(Pulsatilla vulgaris)

Plantita herbácea perenne muy modesta, aunque de un aspecto muy característico, ya que está completamente recubierta de una vellosidad erizada de color pardo. Perteneciente a la familia de las ranunculáceas, posee unas hojas dentadas y provistas de un largo peciolo, del que yerguen asimismo las flores, muy gráciles, con una corola compuesta por cinco pétalos sutiles y delicados, de un pálido color lila, combinado frecuentemente con tonos de violeta intenso.

La pulsatila crece espontáneamente en los prados herbosos, a lo largo de los setos y en parajes por donde discurren pequeños cursos de agua. Es frecuente en el norte, aunque no es raro hallarla también en la zona central.

La floración se produce a partir de marzo y se prolonga hasta julio, con abundantes flores que, al llegar el otoño, se transforman en frutos ovalados con numerosas semillas.

Las hojas y las flores desecadas, de venta en herbolarios, calman las jaquecas, especialmente si obedecen a neuralgias y a enfriamientos.

Jaquecas y neuralgias

Tintura

Ingredientes: 20 g de hojas y flores desecadas de pulsatila, 100 ml de alcohol de 80°.

Reducir a polvo las hojas y flores desecadas de pulsatila, desmenuzándolas con los dedos. Verter este polvo en 50 ml de alcohol de 80° y dejar en infusión durante al menos cinco días. Agitar la botella los cuatro primeros días y, el quinto, dejarla en reposo. Filtrar el líquido a través de un paño y conservarlo en una botellita. Poner el polvo de pulsatila sobrante en la primera botella, junto con otros 50 ml de alcohol. Agitar y dejar macerar durante otros ocho día, transcurridos los cuales, filtrar también este segundo líquido y agregarlo al primero en una única botella.

En caso de dolor de cabeza persistente, conviene tomar 10 gotas de tintura de pulsatila en un dedo de agua o sobre un terrón de azúcar, tres veces al día. No superar en ningún caso la dosis de 30 gotas diarias.

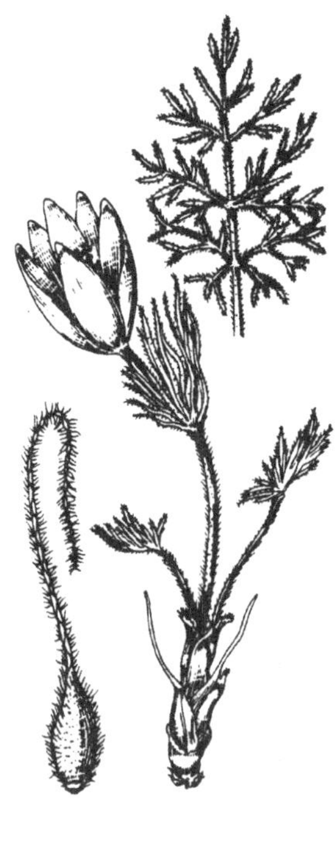

Quino

(Chinchona officinalis)

Con la denominación de quino se suele aludir a la corteza que recubre los troncos y ramas de diversas variedades de la misma especie: las *Chinchona calysaia*, *micrantha*, *officinalis* y *legderiana* con la que se preparan licores, aperitivos, vinos medicinales, elixires, tinturas, etc.

Originaria de América del Sur, los herbolarios importan la corteza. Los principios activos contenidos en esta planta son estimulantes de las funciones del estómago, del hígado y del intestino. Por consiguiente, es lógico que los preparados a base de quino sean también unos estupendos reconstituyentes.

Debilidad

Vino medicinal n.º 1

Ingredientes: 1 litro de vino blanco seco o de jerez dulce, 30 g de corteza de quino y 40 g de corteza de canela.

Verter en el vino blanco o de Jerez dulce la corteza de quino y la canela. Dejar en infusión durante un par de días, filtrar y guardar el líquido en una botella que debe conservarse en un lugar fresco y seco.

Tomar un vasito de este vino medicinal antes de las principales comidas.

Vino medicinal n.º 2

Ingredientes: 1 litro de vino añejo, 20 g de corteza de quino, 10 g de raíz de genciana, 10 g de raíz de galanga y una pizca de sumidades desecadas de ajenjo.

Verter en el vino todos los ingredientes. Dejar durante veinticuatro horas, filtrar con papel filtrante y esperar unos días antes de consumir este vino medicinal.

Tomar una cucharadita por la mañana, y otra antes de las principales comidas.

Digestión difícil

Licor digestivo

Ingredientes: 150 ml de alcohol de 70°, 50 g de corteza de quino, 50 g de naranja desecada, 200 g de azúcar y 200 ml de agua.

Majar en un mortero el quino y la corteza de naranja. Verter en un frasco de vidrio con tapón esmerilado 50 ml de alcohol, la corteza de quino y la corteza de naranja. Dejar en infusión durante unos diez días, agitando el recipiente como mínimo una vez al día.

Transcurrido el tiempo indicado, filtrar el alcohol y añadir el jarabe obtenido al hervir durante diez minutos, a fuego moderado, el azúcar en 150 ml de agua. Por último dejar enfriar y filtrar.

Este licor se puede enriquecer añadiendo al quino y a la corteza de naranja diez gramos de sumidades floridas de ajenjo desecadas y diez gramos de raíces de ruibarbo. En este caso, aumentar 50 ml la cantidad de alcohol.

Inapetencia

Elixir

Ingredientes: 200 ml de alcohol de 25°, 15 g de corteza de quino, 12 g de corteza de naranja desecada, 3 g de dragontea y 1 g de azafrán.

Poner a macerar en el alcohol, durante dos semanas, la corteza de quino machacada, la corteza de naranja, la dragontea y el azafrán. Agitar el recipiente —que cerraremos herméticamente— una vez al día. Transcurrido el tiempo establecido, filtrar el líquido, guardándolo en una botella con tapón cuentagotas.

Para despertar el apetito, tomar 20 gotas de elixir antes de cada comida.

Vino quinado n.º 1

Ingredientes: 60 g de corteza de quino, aguardiente, 1 litro de vino de Jerez dulce.

Trocear la corteza de quino y majarla un poco. Verterla en un frasco hermético y añadirle el aguardiente necesario para cubrirla completamente. Dejar macerar durante al menos veinticuatro horas, agitando de vez en cuando. Agregar el vino de Jerez dulce. Cerrar de nuevo el frasco, que agitaremos cada veinticuatro horas, y dejar en maceración el quino durante otros diez días. Transcurrido este tiempo, filtrar el líquido con un colador y pasarlo luego por un embudo con papel de filtro. Conviene guardar el vino en una botella. Puede tomarse un vasito después de las principales comidas.

Vino quinado n.º 2

Ingredientes: 600 ml de Jerez dulce, 20 g de corteza de quino.

Verter en una botella el vino de Jerez dulce y la corteza de quino desmenuzada y majada. Dejar macerar durante diez días, colar y filtrar. Un vasito antes de las principales comidas despierta el apetito y tonifica el organismo.

Tintura

Ingredientes: 50 ml de alcohol de 60° y 10 g de corteza de quino.

Verter el alcohol y la corteza de quino desmenuzada en una botellita. Agitar y cerrar el recipiente. Dejar en infusión durante una semana y filtrar. La tintura debe administrarse a razón de 20 gotas antes de cada comida principal.

Aperitivo

Ingredientes: 1/2 litro de alcohol de 90°, 130 g de corteza de quino, 40 g de uvas secas, 35 g de cacao amargo, 5 g de flores de saúco desecadas y 5 litros de vino.

Poner a macerar en una botella grande la corteza de quino, la uva seca, el cacao amargo y las flores de saúco desecadas en alcohol durante quince días. Llegado el momento, filtrar el líquido, estrujar bien todos los ingredientes y agregar al licor el vino, tinto o blanco, que será de graduación media. Agitar enérgicamente el recipiente y dejar en reposo este aperitivo unos días antes de empezar a tomarlo.

Regaliz

(Glycyrrhiza glabra)

Planta perenne de la familia de las legumináceas. Crece en el sur peninsular, en terrenos áridos, pedregosos, arcillosos y soleados. Se trata de una plantita que nunca supera el metro y medio de altura, con hojitas ovaladas que se pegan al tacto dado el jugo gomoso que segregan. Las florecillas se agrupan en espigas, poseen un delicado color violeta y se abren en junio. Los frutos maduran en otoño.

El regaliz, elaborada en laboratorios químicos, se utiliza en la preparación de pastillas y caramelos muy útiles contra la tos y la bronquitis.

Con la raíz de regaliz se prepara un vino medicinal que se emplea para enjuagues bucales contra el mal aliento y para curar, o al menos aliviar, ataques repentinos de tos violenta y persistente.

Mal aliento y tos

Vino medicinal

Ingredientes: 120 g de raíces de regaliz, 1 litro de vino blanco seco de buena calidad, 60 g de semillas de anís y 60 g de semillas de hinojo.

Machacar un poco, si es posible, la raíz de regaliz en un mortero. Ponerla a macerar durante diez días en el vino, junto con las semillas de anís y de hinojo. Agitar el recipiente cada día, dejándolo en reposo el último día de infusión. Filtrar y guardar el vino medicinal en una botella.

Conviene utilizarlo para realizar enjuagues bucales varias veces al día.

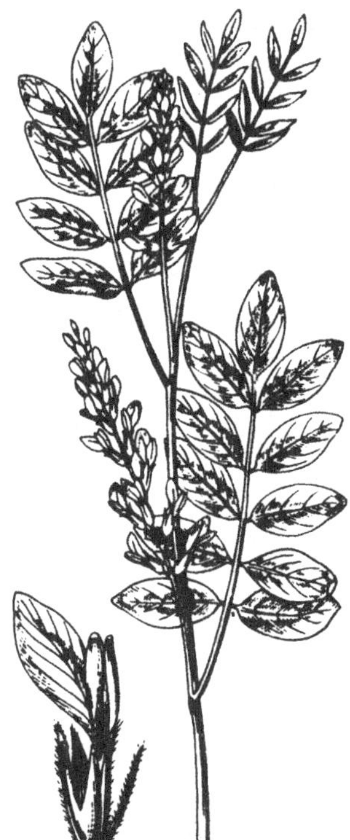

Roble

(Quercus robur)

Es uno de los árboles más hermosos que pueden admirarse en los bosques, parques y montañas.

Alcanza unas alturas notables, incluso más de veinte metros. Pertenece a la familia de las cupulíferas y es, junto con el olivo, el árbol del que más hablan los libros de todos los tiempos.

Su tronco es muy rugoso y oscuro; sus ramas poseen abundantes hojas de un hermoso verde oscuro, en parte brillantes y en parte recubiertas de vellosidad. Las flores son muy modestas, amarillentas y pequeñas, mientras que sus frutos (las famosas bellotas) son más bien decorativos. Maduran al final del otoño.

Las hojas son astringentes y se emplean para preparar un vino medicinal.

Encías débiles y sangrantes

Vino medicinal

Ingredientes: 20 g de hojas de roble, 10 g de ácido clorhídrico medicinal y 1 litro de vino blanco seco.

Adquirir en el herbolario las hojas de roble y el ácido clorhídrico medicinal. Verterlo todo en el vino blanco y dejar macerar durante una semana.

Filtrar el líquido, guardarlo en una botella y, para combatir los inconvenientes provocados por encías delicadas y sangrantes, aplicar este doble tratamiento: beber un vasito de vino de roble al final de cada comida principal y hacer enjuagues bucales con una cucharadita del mismo vino, manteniendo un buen rato el contacto del vino con las encías.

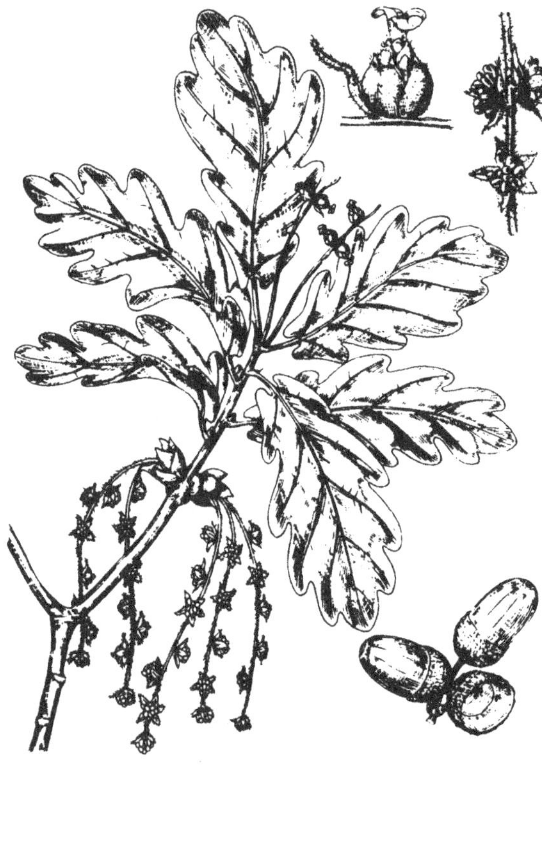

Romero

(Rosmarinus officinalis)

Pertenece a la familia de las labiadas y es un espléndido arbusto perennifolio, provisto de numerosas ramas preñadas de hojas pequeñas, sutiles, alargadas, verdes y muy perfumadas. La principal característica de esta hermosa planta, que puede alcanzar una altura de hasta dos metros, es que en ocasiones presenta un tenue color plateado. De hecho, el envés de las hojitas del romero son de color tenue, mientras que el haz presenta tonos verdes-grises plateados.

Las hojas de romero contienen elementos y principios activos que la convierten en una de las plantas más interesantes desde el punto de vista farmacéutico. En la medicina casera, con las hojas de romero se preparan diuréticos, se desinfectan heridas, se combate el agotamiento físico y la hidropesía y, por último, se superan las digestiones difíciles.

Para preparar vinos y tinturas, se emplean hojas de romero frescas, aunque también se recurre a las desecadas a la sombra y luego conservadas en frascos de vidrio totalmente secos o en bolsas de papel (en ningún caso de celofán o de plástico).

Retención hídrica

Vino medicinal

Ingredientes: 30 g de hojas frescas de romero, 1 litro de vino tinto.

Majar las hojas frescas de romero bien lavadas y escurridas y ponerlas a macerar durante veinticuatro horas en un litro de vino tinto de calidad. Filtrar el vino, conservarlo en una botella y tomar una cucharada al finalizar las principales comidas.

Agotamiento por fatiga y cansancio

Vino medicinal

Ingredientes: 25 hojas de romero, 20 hojas de salvia, 1 litro de vino tinto, 20 g de miel.

Mezclar las hojas de romero desecadas con las de salvia. Ponerlas a macerar durante todo un día en un frasco con el vino. Agregar la miel y luego poner el frasco a calentar al baño María durante veinte minutos. Transcurrido este tiempo, retirar el frasco del agua, dejarlo reposar y enfriar por completo. Filtrar el vino y conservarlo en una botella.

Como cura contra el agotamiento y el cansancio, tomar un vasito al finalizar las principales comidas.

Heridas

Tintura

Ingredientes: 200 ml de alcohol desnaturalizado, 15 g de hojas de romero, 10 g de flores de lavanda, 10 g de hojas de menta piperita, 10 g de salvia, 10 g de ajenjo y 1/2 litro de agua.

Verter en un tarrito de vidrio el alcohol desnaturalizado y poner a macerar las hojas de romero, las flores de lavanda, las hojas de menta piperita, la salvia y el ajenjo. Todas estas hierbas deben ser desecadas y se adquieren en el herbolario.

Dejar en infusión durante cuarenta y ocho horas y, mientras tanto, poner a hervir el agua, dejarla enfriar y añadirla a la infusión del alcohol. Filtrar con papel adecuado y usar este líquido para lavar heridas, desinfectarlas y facilitar su cicatrización.

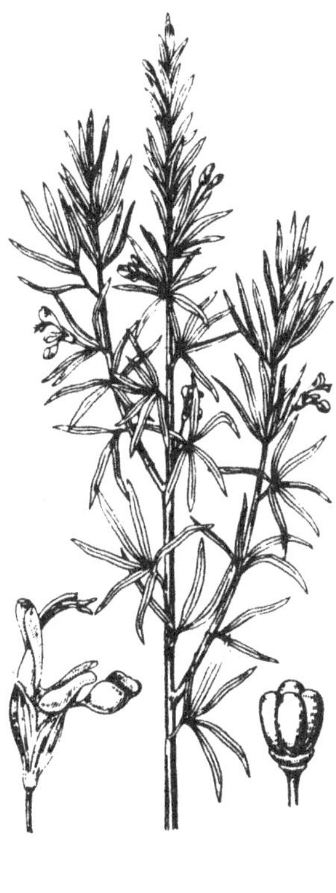

Hidropesía

Vino medicinal

Ingredientes: hojas de romero, 1 litro de vino blanco seco.

Coger un puñado de hojas de romero, ponerlas en remojo durante un buen rato y permitir que escurran por completo. Verterlas en el vino y dejarlas en infusión durante una hora. Hervir el vino dos minutos, dejar que se enfríe, filtrarlo y guardarlo en una botella. Tomar, en función de las necesidades de cada cual, uno o dos vasitos al día.

Digestión difícil

Tintura

Ingredientes: 20 g de hojas de romero, 100 ml de alcohol de 60°.

Poner a remojar en agua las hojas de romero para que se laven bien, escurrirlas al cabo de una hora, como mínimo, y ponerlas a macerar en el alcohol. Al cabo de cinco días, filtrar esta tintura y conservarla en una botellita con tapón cuentagotas.

Tomar entre 15 y 20 gotas de tintura de romero en un terrón de azúcar que dejaremos deshacer en la boca, o en una taza de agua muy caliente y ligeramente azucarada. Es un buen remedio contra las digestiones lentas y difíciles, la pesadez de estómago y las flatulencias.

Ruibarbo

(Rheum officinale)

Originario de China, el ruibarbo se cultiva en diversos países europeos con fines ornamentales, ya que posee unas hermosas hojas, y para aprovechar su rizoma, el cual, desecado, se emplea en la preparación de tinturas y vinos medicinales indicados contra las malas digestiones. El ruibarbo es una planta herbácea perenne perteneciente a la familia de las poligonáceas, con grandes hojas palmadas y unas flores muy bellas. Necesita un terreno árido y arenoso para crecer.

El uso de medicamentos a base de ruibarbo no es aconsejable durante la lactancia ni para aquellas personas que sufran de cálculos renales.

Digestión difícil

Vino digestivo

Ingredientes: 60 g de rizoma de ruibarbo, 100 ml de alcohol de 70°, 100 g de azúcar, 1 litro de vino tinto, corteza de naranja o limón.

Adquirir en el herbolario el rizoma de ruibarbo, que reduciremos a polvo o, mejor aún, adquirir el peso equivalente de polvo de ruibarbo. Verterlo en el alcohol y dejar en infusión una semana. Agitar el recipiente una vez al día durante los seis primeros días y, al séptimo, dejarlo reposar. Mientras, disolver el azúcar en el vino tinto. Agregar también corteza de limón o naranja. Tanto el azúcar como la corteza de los cítricos deben permanecer en infusión durante siete días, al cabo de los cuales el azúcar se deberá haber disuelto por completo.

Retirar la corteza de naranja o limón y verter en el vino el alcohol con el polvo de ruibarbo. Agitar la botella un par de veces al día durante seis días seguidos y, al séptimo, dejar reposar la infusión. Filtrarla con papel adecuado y conservarla en una botella. Tomando un vasito de este exquisito vino disfrutaremos de un digestivo excelente.

Elixir

Ingredientes: 1/4 de litro de alcohol de 90°, 40 g de rizoma de ruibarbo, 500 g de azúcar y 1/4 de litro de agua.

Verter en una botella un cuarto de litro de alcohol de 90°, añadir dos cucharaditas de agua y el rizoma de ruibarbo en polvo o troceado. Agitar con fuerza la botella y dejarla en infusión durante al menos una semana. Al octavo día, dejar reposar el líquido y, mientras tanto, preparar un jarabe hirviendo a fuego lento y removiendo sin cesar el agua y el azúcar. Cuando esta se haya disuelto por completo, dejar enfriar el jarabe y añadirlo a la infusión alcohólica. Agitar la botella, dejarla reposar un par de horas, filtrar y conservar el elixir en una botella. Tomar una cucharadita o medio vasito ante digestiones pesadas.

Tintura n.º 1

Ingredientes: 80 g de rizoma de ruibarbo, 10 g de cardamomo, 20 g de corteza de naranjo amargo, 1 litro de vino de Málaga o de Jerez dulce, 100 g de azúcar.

Adquirir en el herbolario el rizoma de ruibarbo troceado, el cardamomo y la corteza de naranjo amargo. Majarlo todo en el mortero y verter los ingredientes en una botella junto con el vino de Málaga o de Jerez dulce. Agitar con fuerza, colocar la botella en un sitio fresco y dejar macerar durante diez o doce días. Agitar la botella un par de veces al día.

Colocar sobre la embocadura de otra botella un embudo forrado con una hoja de papel filtrante. Filtrar y agregar el azúcar. Agitar la botella y guardarla.

Cuando el azúcar se haya disuelto por completo, al cabo de unos diez días, la tintura aromática ya estará lista para ser consumida a razón de una cucharadita por toma. También se puede diluir en una taza de agua muy caliente.

Tintura n.º 2

Ingredientes: 30 g de rizoma de ruibarbo, 100 ml de alcohol de 90°.

Poner a macerar, durante diez días, el rizoma de ruibarbo majado en el alcohol. Filtrar y conservar en una botellita. Tomar 10 gotas sobre un terrón de azúcar cuando la digestión presente dificultades, o bien diluir esta dosis en una taza de agua muy caliente y ligeramente azucarada.

Debilidad

Vino medicinal

Ingredientes: 120 g de rizoma de ruibarbo desecado, 200 ml de alcohol de 90°, 2 litros de vino tinto, 200 g de azúcar y la corteza de 1 naranja.

Adquirir el rizoma de ruibarbo desecado y trocearlo; verterlo en un mortero y majar hasta obtener un polvo muy fino.

Verter el polvo en un recipiente junto con el alcohol, agitar bien, tapar y dejar macerar durante diez días. Entretanto, verter en otra botella el vino tinto, a ser posible añejo y de gran calidad, al que habremos agregado el azúcar y la corteza de una naranja (sólo la parte amarilla) cortada en unas tiras finas. Dejar macerar este líquido durante diez días. Agitar cada día ambos recipientes. Transcurrido el tiempo en cuestión, filtrar el contenido de las dos botellas y juntarlos en una única botella grande.

Dejar reposar el licor durante un mes, más o menos, antes de emplearlo, a vasitos, al principio de la comida. Este licor estimula el apetito y favorece la digestión.

Salvia

(Salvia officinalis)

Se trata de una plantita espléndida, de no más de un metro de alto, cuyo nombre significa *salud* en latín. Perteneciente a la familia de las labiadas, la salvia, que no crece de manera espontánea es insustituible tanto en la cocina como en la medicina familiar. Se caracteriza por su perfume, intenso y aromático, por sus flores, que se abren entre mayo y junio (dotadas de un cáliz campanulado de un color rojo violetáceo), pero sobre todo por la belleza de sus hojas y de sus tallos. Posee hojas ovaladas y alargadas, totalmente recubiertas de una vellosidad suave y aterciopelada, de un color gris plateado que le confieren un enorme atractivo.

De la salvia se emplean las sumidades floridas, puestas a desecar en la sombra, para preparar esencias y perfumes. Para la preparación de vinos, tinturas y licores, en cambio, se emplean las hojas, frescas o desecadas. La salvia se prescribe en el tratamiento de la diabetes, el agotamiento nervioso, la desinfección de heridas, la inflamación de la garganta y en las digestiones difíciles.

Diabetes

Vino medicinal

Ingredientes: 100 g de hojas frescas de salvia, 1 litro de vino blanco seco.

Elegir las hojas más lustrosas de salvia, lavarlas, dejarlas escurrir, pesar cien gramos y ponerlas a hervir durante un par de minutos en el vino. Dejar que el vino se entibie antes de filtrarlo y conservarlo en una botella.

Tomar un vasito de este vino medicinal al finalizar cada una de las principales comidas.

Agotamiento nervioso, fatiga y cansancio

Vino medicinal

Ingredientes: 1 litro de vino de Jerez dulce, 100 g de hojas frescas de salvia.

Adquirir el Jerez dulce y trasvasarlo a una botella más grande. Poner a macerar durante ocho días las hojas frescas de salvia. Transcurrido el tiempo establecido, filtrarlo, guardarlo bien tapado y tomar, en calidad de cura, un vasito después de las principales comidas.

Desinfección y limpieza de heridas

Vino medicinal

Ingredientes: 1/2 litro de vino blanco seco, 100 g de hojas frescas de salvia.

Poner a hervir en el vino las hojas frescas de salvia. El hervor no debe superar más de un minuto. Dejar enfriar el vino, filtrarlo con un papel adecuado y conservarlo en una botella. Además de limpiar y desinfectar las heridas, el vino de salvia favorece y acelera su cicatrización.

Inflamaciones de la garganta, la boca y las encías

Tintura

Ingredientes: 25 g de hojas frescas de salvia, 1 litro de aguardiente.

Lavar y escurrir las hojas de salvia y verterlas en el aguardiente. Dejar en infusión durante diez días. Filtrar a través de un papel adecuado y un pedazo de algodón hidrófilo.

La tintura de salvia, diluida en agua tibia (una cucharadita de tintura en un vasito de agua) sirve para hacer gargarismos y enjuagues que, además de combatir las afecciones indicadas, previene de las infecciones durante la gripe y de las enfermedades de las vías respiratorias.

Digestión difícil

Vino digestivo

Ingredientes: 25 g de raíz de genciana, 80 g de hojas de salvia y 1 litro de vino de Jerez dulce.

Adquirir en el herbolario la raíz de genciana, desmenuzarla y mezclarla con las hojas de salvia. Verter ambas hierbas en el vino de Jerez dulce y dejar macerar durante unos diez días. Filtrar y estrujar bien las hojas y las raíces para extraer todo el jugo. Beber una cucharadita de vino de salvia al finalizar las principales comidas.

Saúco

(Sambucus nigra)

El saúco pertenece a la familia de las caprifoliáceas y es una planta herbácea muy habitual; puede alcanzar una altura de entre tres y cuatro metros. El tallo, de color gris, es más bien áspero, y tiene numerosas hojas, pequeñas y ovaladas, de un bonito verde intenso. En primavera, se abren sus grandes flores, compuestas por unas pequeñas corolas blancas, con peciolos rosados o rojos. Su olor es sin duda desagradable; sin embargo, una vez desecadas, estas mismas flores desprenden un aroma muy leve. Hacia finales del verano y principios de otoño maduran los frutos, unas bayas de color rojo pardusco y, en ocasiones, blanco rosado.

En la medicina familiar se utiliza la segunda corteza del tallo, las flores y las bayas frescas, que se venden en herbolarios. Por lo que respecta a las flores y a las bayas, no hay que recolectarlas si no estamos seguros de que no se trata de cualquier otra especie.

Con la corteza, las bayas y las flores de saúco se preparan vinos, tinturas y un vinagre medicinal para combatir la gota, las neuralgias del trigémino, la hidropesía y la artritis.

Artritis

Vino medicinal

Ingredientes: 1 litro de vino blanco seco, 150 g de segunda corteza de saúco.

En una botella grande, verter el vino y dejar en infusión la segunda corteza de saúco. Agitar durante dos días consecutivos y dejar reposar el tercero. Filtrar el líquido y tomar tres o cuatro vasitos al día.

Retención hídrica

Vino medicinal

Ingredientes: 1 litro de vino blanco seco, 200 g de segunda corteza de saúco.

Verter en el vino la segunda corteza de saúco y dejar macerar durante cuarenta y ocho horas. En función de las necesidades, tomar hasta 100 ml al día.

Gota

Vinagre medicinal

Ingredientes: 1 litro de vinagre de vino, 10 g de flores frescas de saúco.

En un litro de vinagre —blanco o tinto— poner las flores frescas durante quince días y filtrar el líquido. Tomar 5 ml cada día, diluidos en una taza de agua caliente con miel.

Hidropesía

Usar el mismo vino descrito para la retención hídrica, en las mismas dosis.

Neuralgia del trigémino y ciática

Vino medicinal

Ingredientes: 20 g de jugo de bayas frescas de saúco, vino tinto.

Lavar las bayas frescas de saúco, dejarlas escurrir y exprimir su jugo. Pesar veinte gramos, mezclarlo con un poco de vino (una o dos cucharaditas) y beber una o dos veces al día.

Cistitis

Tintura

Ingredientes: 60 g de segunda corteza de saúco, 60 ml de alcohol de 60°, 45 ml de agua.

Poner la segunda corteza de saúco a macerar en el alcohol y en el agua. Transcurridos quince días, filtrar el líquido y guardarlo en una botellita. La dosis indicada es de una cucharadita al día, diluida en un poco de agua.

Simaruba

(Simarouba officinalis)

La simaruba es una planta que crece espontáneamente en los países de Centroamérica. Aquí sólo puede hallarse en los herbolarios, que importan su raíz y su corteza, ya que poseen unas propiedades terapéuticas notables. Precisamente, con la corteza se prepara un vino medicinal muy efectivo contra la inapetencia.

Inapetencia

Vino tónico

Ingredientes: 1 litro de vino blanco o tinto, 5 g de corteza de simaruba.

Verter en una botella la corteza de simaruba desmenuzada junto con el vino. Dejar en infusión durante diez días, filtrar y guardar el líquido en una botella.

La dosis indicada es de un vasito media hora antes de las principales comidas.

Tamarindo

(Tamarindus indica)

El tamarindo es un árbol muy bello, que puede alcanzar la respetable altura de veinticinco metros. Pertenece a la familia de las leguminosas y es originario del África Ecuatorial, aunque también se cultiva en Europa.

La pulpa de sus frutos sirve para preparar jarabes. Efectivamente, el tamarindo es un óptimo laxante y refrescante del intestino y el estómago. En los herbolarios se pueden adquirir mezclas de tamarindo, sen y otras hierbas con las mismas propiedades para preparar decocciones sumamente eficaces como depurativos de la sangre.

Estreñimiento

Jarabe

Ingredientes: 200 g de frutos de tamarindo, 800 ml de agua, azúcar.

Desmenuzar los frutos de tamarindo y verterlos en una cazuela de vidrio o barro junto con el agua. Hervir a fuego lento durante media hora, retirar del fuego y dejar que se enfríe por completo.

Pasar el líquido a través de un colador y depositar los restos sólidos en una servilleta, que estrujaremos a conciencia para aprovechar todo el jugo que contienen los frutos.

Pesar el líquido y añadir el doble de este peso en azúcar. Volver a poner la cazuela al fuego. Remover con una cuchara de madera sin cesar, para que el azúcar se disuelva y no se pegue en el fondo del recipiente. Espumar de vez en cuando para obtener un jarabe transparente. Necesitaremos un cuarto de hora para que el azúcar se disuelva totalmente. Llegados a este punto, apagar el fuego y esperar a que el jarabe se enfríe antes de guardarlo en la botella.

Beber el jarabe de tamarindo mezclado con agua fría: además de una bebida exquisita, también constituye un laxante muy eficaz y un óptimo refrescante del intestino.

Tilo

(Tilia europaea)

Se trata de un árbol esplendoroso, muy frondoso, con flores pequeñas amarillas y blancas de un perfume dulce e intenso. Pertenece a la familia de las tiliáceas y crece espontáneamente en zonas montañosas. Por su copa abundante y su gran belleza, el tilo se utiliza además para arbolar senderos y sombrear parques y jardines.

Como se sabe, las infusiones y decocciones de flores y de hojas de tila son sumamente eficaces para combatir bronquitis y resfriados, así como para superar las malas digestiones.

Digestión difícil

Licor

Ingredientes: 1 litro de alcohol de 60°, 40 g de hojas y flores de tilo, 40 g de flores de manzanilla, 40 g de flores de naranjo, 40 g de flores de melisa, 350 g de azúcar y 500 ml de agua.

Poner en el alcohol las flores y las hojas de tilo, las de manzanilla, naranjo y melisa. Dejar en infusión durante una semana y filtrar a través de una servilleta para, estrujándola, poder aprovechar todo su jugo. Filtrar el líquido de nuevo con un papel adecuado y preparar un jarabe hirviendo azúcar y agua. Dejar que el jarabe se enfríe y añadir el alcohol. Filtrar de nuevo para obtener un líquido transparente y guardarlo en una botella.

Dejar pasar uno o dos meses antes de consumirlo a vasitos al concluir la comida. Además de ser un buen digestivo, es un calmante especialmente indicado para las personas nerviosas.

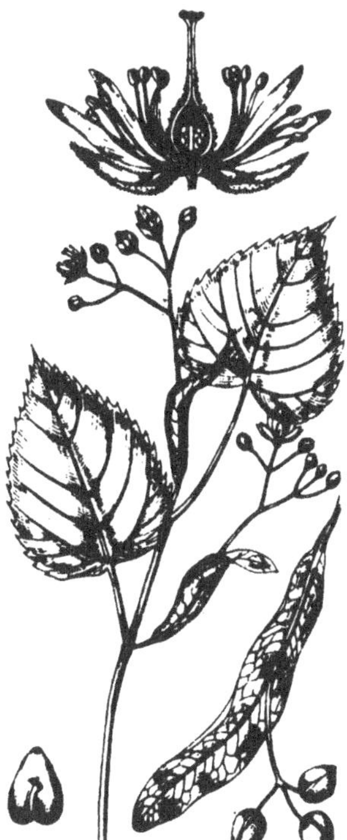

LICORES DE DIFERENTES HIERBAS

Cada uno de los licores de los que a continuación se facilita la receta está compuesto por diversas hierbas, si bien todos constituyen óptimos calmantes, digestivos y aperitivos.

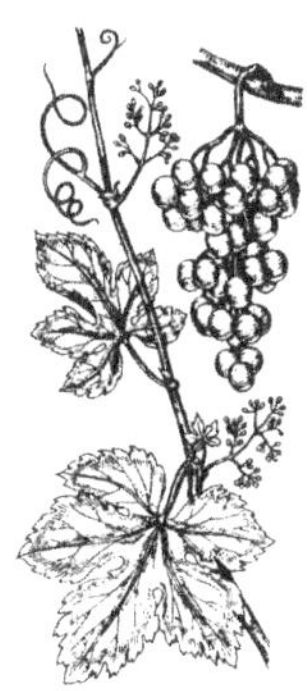

Licor calmante de aromas diversos

Ingredientes: 10 g de cálamo aromático, 10 g de corteza de naranja, 10 g de corteza de limón, 10 g de flores de manzanilla, 5 g de semillas de anís, 5 g de semillas de alcaravea, 5 g de bayas de enebro, 1 l de aguardiente o 1 l de alcohol de 60°, 500 g de azúcar y 250 ml de agua.

Trocear las cortezas de naranja y de limón y triturar un poco con las manos el resto de hierbas. Verter los ingredientes en un frasco grande hermético. Agregar el aguardiente o el alcohol.

Dejar en infusión los aromas durante veinte días, agitando el recipiente dos veces al día. Mientras tanto, preparar un jarabe hirviendo durante dos minutos el azúcar en el agua. Espumar en caso de necesidad y, cuando el azúcar se haya disuelto, retirar el cazo del fuego y dejar que se enfríe por completo.

Filtrar el líquido a través de una servilleta y verterlo poco a poco y con cuidado en el frasco. Agitar el recipiente con fuerza y dejarlo reposar un día entero. Filtrar de la manera habitual, estrujando bien las hierbas y, en caso necesario, filtrar una segunda vez.

Embotellar el licor, conservar en un lugar fresco y esperar un mes antes de empezar a consumirlo, para que la mezcla se haya asentado completamente.

Este exquisito licor, intensamente aromático, es un calmante muy eficaz en caso de excitación nerviosa y de insomnio. Tomar medio vasito diluido en una taza de agua caliente azucarada, antes de acostarse es una de las mejores maneras de asegurarse un sueño reparador.

El licor de aromas diversos, tomado a vasitos justo después de comer, facilita también la digestión y resuelve la pesadez de estómago.

Licor Chartreuse

Ingredientes: 3 g de cilantro, 1,5 g de semillas de anís, 1 g de corteza de canela, 1 g de raíz de angélica, 0,5 g de clavo, 0,5 g de semillas de hinojo, 0,5 g de macis, 0,5 g de sumidades floridas de hisopo, 0,5 g de azafrán, 0,5 g de melisa, 0,5 g de serpol, 1 baya de abeto, 1 y 1/4 l de alcohol de 90°, 650 g de azúcar y 750 ml de agua.

Mezclar todas las hierbas, ponerlas en el mortero y majarlas hasta reducirlas prácticamente a polvo. Verterlas en una garrafa junto con el alcohol.

Tapar herméticamente, agitar con fuerza y dejar en infusión durante diez días, sin olvidarnos de agitar el recipiente, una vez por la mañana y otra por la noche.

Dejar reposar la infusión durante todo un día y, mientras tanto, preparar un jarabe con el azúcar y el agua. A continuación poner a hervir durante tres minutos, espumando si es necesario.

Esperar a que el jarabe se enfríe por completo antes de filtrarlo a través de un paño limpio.

Verter el jarabe en la garrafa, agitar con fuerza, dejar reposar durante otros dos días y filtrar primero a través de una servilleta, que estrujaremos, y después con un papel de filtro forrado con un pedazo de algodón hidrófilo.

Para que licor Chartreuse muestre un atractivo color verde brillante, se puede hervir un puñado de espinacas en un poco de agua.

Dejar que se enfríen, estrujar la verdura, filtrar el agua e irla agregando poco a poco, a cucharaditas, al licor, hasta obtener el color deseado.

Embotellar y conservar. Este licor es un óptimo digestivo y aperitivo.

Licor de hierbas diversas

Ingredientes: 3 hojas de menta, 3 hojas de limón, 3 hojas de melisa, 3 hojas de salvia, 3 hojas de albahaca, 3 hojas de laurel, 3 hojas de té, 5 hojas de romero, 3 flores de manzanilla, 3 bayas de enebro, 2 clavos, 1 pizca de azafrán, 1 trocito de corteza de canela, 400 ml de alcohol de 90°, 300 g de azúcar y 350 ml de agua.

Verter en un frasco o en un recipiente grande todos los ingredientes junto con el alcohol.

Agitar bien el frasco y dejar los aromas en infusión durante cinco días.

Preparar un jarabe poniendo a hervir, a fuego muy lento y sin dejar de espumar continuamente, el azúcar con el agua.

A continuación esperar a que el jarabe que se acaba de preparar se haya enfriado por completo antes de filtrarlo a través de un paño de tela, y verterlo en el recipiente con las hierbas aromáticas.

Dejar en infusión un día más y pasarlo todo a través de una servilleta; retorcerla para sacar todo el jugo de las hierbas. Filtrar el licor a través de un papel adecuado. Se trata de un remedio eficaz contra la pesadez de estómago y el dolor de cabeza.

Licor de semillas

Ingredientes: 6 g de semillas de angélica, 20 g de semillas de cilantro, 4 g de semillas de hinojo, 4 g de semillas de anís, corteza rallada de 1/2 limón, pulpa de 1/2 limón, 1 l y 1/2 de aguardiente o de alcohol de 60°, 500 g de azúcar, 300 ml de agua.

Majar todas las semillas en el mortero, agregar la corteza del limón rallada o triturada muy fina y la pulpa del limón cortada en trocitos. En una garrafa o en un frasco, verter el aguardiente o el alcohol, añadiendo todos los aromas citados. Tapar el recipiente y agitar con fuerza.

Dejar que macere durante unos diez días, agitando el frasco una vez al día, como mínimo. Preparar un jarabe con el azúcar y el agua; hervir a fuego lento, espumar y, en cuanto el jarabe muestre un aspecto transparente y el azúcar se haya disuelto por completo, sacar del fuego y esperar a que se enfríe. Filtrarlo a través de un paño.

Agregar al alcohol junto con el resto de ingredientes, agitar bien y esperar un día. Filtrar una o dos veces, en función de las necesidades.

Made in the USA
Coppell, TX
21 September 2026

90588111R00108